HISTOIRE

DES

INSECTES.

HISTOIRE

DES

INSECTES

NUISIBLES A L'HOMME,

AUX BESTIAUX,

A L'AGRICULTURE

ET AU JARDINAGE;

Avec les Moyens qu'on peut employer pour les détruire, ou s'en garantir, ou remédier aux maux qu'ils ont pu occasionner.

❧

A PARIS,

Chez Laporte, Libraire, rue des Noyers.

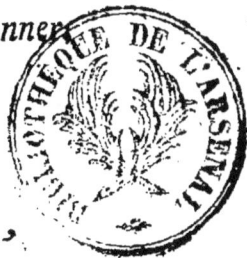

─────────────

M. DCC. LXXXI.

Avec Approbation, & Privilege du Roi.

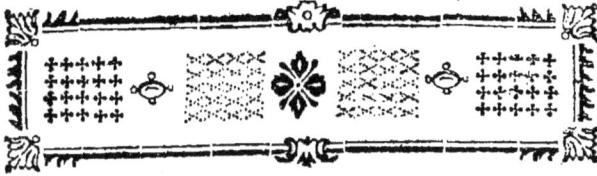

PRÉFACE.

L'INSECTE est un animal qui n'a ni offemens ni arêtes ; qui eft pourvu d'une trompe, ou d'un aiguillon, ou d'une bouche ; dont les mâchoires fe ferment ou s'ouvrent, non d'en-haut ou d'en-bas, mais de la gauche à la droite, & de la droite à la gauche ; qui eft privé de paupieres ou d'équivalent ; qui ne refpire pas l'air par la bouche, mais qui le pompe & l'exhale par la partie fupérieure de fon corps, & par de petites ouvertures fous les flancs, connues fous le nom de ftigmates ou points à miroir, & qui eft comme coupé en différentes parties qui ne fe tiennent les unes aux autres que par de menus filamens. Nous n'examinerons ici les Infectes que par les dommages qu'ils occa-

fionnent fouvent aux biens de la terre ;
nous indiquerons en même temps la
maniere de les détruire.

Ces animaux pilent & rongent non-
feulement les campagnes, mais encore
ils attaquent l'homme dans fon domeftique, & lui caufent mille dommages : rien n'eft à l'abri de leurs
ordures ; les meubles les plus précieux
font fouvent affectés & ternis par les
Mouches. Ces Infectes vagabonds errent dans une Bibliotheque, fe nichent
dans une armoire, paffent d'un appartement à l'autre, & laiffent par-tout
après eux des traces fenfibles de leur
féjour. Les Laboureurs font les plus à
plaindre par rapport aux Infectes ; ils
fe trouvent fruftrés d'une récolte abondante par les dégâts des Sauterelles.
Ces animaux voraces quittent fouvent
des pays éloignés, traverfent les mers,
fondent par milliers fur des champs
enfemencés, & enlevent en peu d'heures jufqu'à la moindre verdure. Il n'y

a point de pefte plus cruelle pour les Indiens que les Chenilles ; les Puces de terre font encore d'autres vermines également funeftes. Les Calandres percent le bled , en tirent même la farine, & dégarniſſent ainſi les granges & les greniers. Les Chenilles occaſionnent ſouvent les plus grands dommages aux arbres fruitiers ; elles pondent leurs œufs en automne pour éclorre au printemps, lorſqu'à peine les arbres commencent à bourgeonner , & elles en détruiſent tellement les boutons & la verdure, que ſouvent elles ne laiſſent plus aucune apparence de fruits.

Les maux que les Inſectes occaſionnent à l'homme ſont innombrables : les uns le troublent dans ſon ſommeil; d'autres le font paſſer des nuits entieres ſans dormir : que n'a-t-il point à ſouffrir des Puces & des Punaiſes ? & les Couſins ne lui font pas moins la guerre; leur ſifflement l'importune , & il eſſuie de leur part dans les jambes des coups

d'aiguillon qu'il prévoit , & qu'il ne
peut néanmoins éviter.

Parmi les Infectes qui fe rendent re-
doutables par leurs dards , les uns ont
le poil fi aigu , qu'ils bleffent prefque
imperceptiblement , & caufent une inflammation , qui bientôt dégénere en
fievre ; les autres , comme le Frêlon
& l'Abeille , piquent avec leur aiguillon , & quoique la partie affectée ne
faigne pas , on n'en fouffre pas moins;
on y apperçoit même des enflures très-
fenfibles. Outre ces différens Infectes,
il s'en trouve , comme le Taon , qui
ont des aiguillons fi aigus & fi forts,
qu'ils peuvent percer des gants & des
bas de peau; d'autres , comme les Araignées , fe diftinguent par leur morfure;
quelques-uns enfin s'attachent au corps,
& en fucent tout le fang. Les Cirons
caufent un genre fingulier d'incommodité; ils fe font un paffage au travers de la peau , y entaffent de petites
lentes , & y excitent chez l'homme de

grandes démangeaisons. Le Crinon est le fléau des enfans. Il paroît sur le corps à peu près comme l'extrémité d'un poil noir ; mais il agit avec tant de violence, qu'il épuise leurs forces, & les fait pleurer nuit & jour. Les Poux font dans certaines personnes une maladie fort redoutable.

Plusieurs Médecins attribuent la cause de nos maladies aux Insectes que nous respirons continuellement. Tout le monde sait les funestes effets que produisent les Vers sur les enfans, & quelquefois même sur les adultes : s'ils se trouvent dans l'estomac, ils excitent tantôt un appétit démesuré, tantôt un dégoût excessif, mais pour l'ordinaire de grands maux de cœur, des palpitations, des vomissemens, des sueurs froides, des défaillances, des langueurs & des suffocations : si au contraire ils se tiennent dans la tête, ils occasionnent la migraine, des évanouissemens, la manie ; dans la gorge, des élance-

A iv

mens, des angoiſſes, des nauſées; dans l'urethre, une incontinence d'urine; dans les oreilles, un bourdonnement aſſidu; des douleurs continuelles; dans les narines, une grande démangeaiſon & une envie extrême d'éternuer : en un mot, ils effacent l'éclat du teint, rendent le viſage pâle & livide, & cauſent dans les extrémités du corps des chaleurs & des refroidiſſemens alternatifs.

Nous paſſons ici fous ſilence les différentes autres maladies qui proviennent des Inſectes; on les trouve décrites dans la plupart des Livres de Médecine.

Les Inſectes ne tourmentent pas moins les autres animaux que l'homme; le bétail eſt ſouvent expoſé à leurs aſſauts : ſans ceſſe en butte à leur inſatiabilité, il en reçoit des coups d'aiguillon qui pénetrent juſqu'au ſang : les uns s'arrêtent à l'ouverture de la plaie, & y ſucent la liqueur qui en

diſtille ; d'autres ne s'en tiennent pas
là , ils bleſſent pluſieurs fois. De cette
eſpece eſt une Mouche, dont le dard
eſt aſſez dur pour percer le cuir de ces
animaux; elle y introduit des œufs qui
écloſent, & d'où ſortent des Vers, qui
cauſent ces tumeurs étranges que la
ſuperſtition a fait regarder comme l'effet d'un ſortilege. Les animaux domeſtiques nourriſſent encore dans leurs
entrailles des Inſectes de pluſieurs ſor-
tes. On ſait que ſouvent les Chevaux,
en paiſſant dans les prés, avalent des
Vers qui reſſemblent beaucoup à de la
graine de citrouille ; les uns s'attachent
fortement à l'orifice ſupérieur de l'eſ-
tomac de l'animal , & ne s'en détachent que pour ſe mêler avec les alimens. Les Chiens, outre les Vers cucur-
bitains, en ont encore d'autres, qui ſont
ſi grêles & ſi minces , qu'à en voir pluſieurs enſemble, on les prendroit pour
un peloton de fil; ces Vers percent la tunique veloutée du ventricule du Chien,

se logent entre elle & les muscles, &
en sortent toutes les fois qu'ils veulent
se repaître. On peut dire qu'en général les Vers font beaucoup de mal au
bétail ; on le voit par-là souvent dé-
périr à vue d'œil, & il en meurt quelquefois, malgré toute l'efficacité des
remedes.

La Bupreste est un insecte fort dangereux pour les bestiaux, c'est un vrai
poison caché sous l'herbe. Cette espece
d'Insecte fait tuméfier le corps de l'a-
nimal, jusqu'à ce qu'enfin il creve. On
ne sait que trop les accidens que les
Sangsues peuvent causer aux animaux
qui les avalent quand ils boivent ; &
on peut dire que souvent la mortalité
des troupeaux provient des Insectes
qui rongent le foie des Brebis & des
Moutons à un tel degré, que la destruction de cette partie entraîne nécessairement celle de tout le corps.

Tant d'incommodités de la part des
Insectes, ont fait chercher des moyens

pour les détruire. Si on répand légérement fur les terres de la cendre mêlée avec de la fiente de pigeon ou de
chevre , on parvient à détruire non-
feulement les Infectes nouvellement
éclos , mais encore ceux qui font prêts
d'éclorre. Si on détruit les Infectes lorfqu'ils font prêts à dépofer leurs œufs ,
on fe débarraffe à l'inftant de ce dont
on n'auroit pu manquer d'être fur-
chargé pendant tout le cours d'une
année ; mais quand ils ont une fois
dépofé leurs œufs & fait leurs nids ,
il faut pour-lors agir de précaution ;
on les cherchera dans les fillons & les
fentes des arbres. Il eft vrai que les
Infectes ont tant d'induftrie à fe choifir
des endroits pour y mettre en fûreté
leurs dépôts , qu'il n'eft pas poffible
qu'il ne s'en échappe beaucoup aux
recherches qu'on en pourroit faire ;
mais du moins on en détruira toujours
la plus grande partie. Il fe trouve des
Laboureurs qui , pour détruire les Gril-

lons & les Sauterelles, font dans l'habitude de remuer leurs terres en automne, dès que le froid commence à se faire fentir ; le foc de la charrue en ouvrant la terre, jette les œufs fur fa furface, & les expofe par-là à périr, ou par la gelée, ou par les pluies, ou à être mangés par les oifeaux. Le vrai moyen pour garantir les arbres fruitiers des infultes des Chenilles, eft de les tailler ; les arbres acquierent par-là beaucoup plus de féve : mais comme les Infectes ne s'accommodent pas d'un fuc trop abondant, ils cherchent ailleurs une nourriture plus à leur goût, & les arbres s'en trouvent pour-lors débarraffés.

Quand, aux approches de l'hiver, les Infectes font dans la néceffité de s'attrouper dans des nids qu'ils forment au bout des branches, il faut les en arracher avant l'arrivée du printemps; mais comme fouvent la plupart de ces moyens fe trouvent impraticables, on recourra à des ftratagêmes.

Si les Chenilles, les Fourmis & d'autres Infeêtes errent fur les terres, & s'ils ne font pas encore parvenus au haut des arbres fruitiers qu'ils environnent, on mettra aux pieds de ces arbres une couche de cendre ou de craie, afin que fi l'envie leur prenoit de fairé ce chemin, ils en fuffent rebutés par cet obftacle. Mizald nous apprend que la paille entortillée, l'argile, la laine & le coton, font encore d'heureufes inventions contre leurs atteintes. On en garnit le tour de l'arbre en forme de cercle; & pour peu qu'on y ajoute de matiere réfineufe, il n'eft pas douteux que cet arbre fe trouve hors de danger. Mais quand les Infeêtes rampent une fois fur les plantes, les haies, les arbriffeaux, il faut pour-lors faire agir la main. Il fe trouve des temps où on a plus de facilité pour les attraper que d'autres : le matin, le foir & les temps de pluie font les momens favorables ; la fraîcheur & l'humidité

obligent les Infectes à fe rapprocher ;
ils forment des tas qu'on peut écrafer
à une feule fois : mais quand on ne
peut parvenir à le faire avec la main,
à caufe de la hauteur à laquelle ils
font parvenus , fe trouvant placés à
la cîme de l'arbre , on le fecouera , ou
bien on fe fervira d'une perche , au
bout de laquelle on aura attaché des
guenilles.

L'induftrie humaine a inventé mille
moyens pour remédier en tout ou au
moins en partie aux maux que peuvent faire les Infectes. On délaye du
miel dans de l'eau , & on en met dans
plufieurs bouteilles , qu'on place en différens endroits ; ou bien on enfonce
des pots verniffés dans les fruits fecs ,
ou dans les bleds récoltés : par le premier appât on conduit les Infectes à fe
noyer , & par le fecond on les entraîne
dans un précipice , dont on ne peut
les retirer que pour les jetter au feu ou
dans l'eau bouillante. Un autre piege

dont le fuccès eft prefque toujours conftant pour garantir le fruit des ar-bres , c'eft la glu ; on en enduit les troncs.

Pour détruire les Sauterelles, on a recours à un artifice bien fimple. On creufe la terre de la largeur & de la profondeur d'une aune ; plufieurs per-fonnes battent pour-lors la campagne à droite & à gauche , & continuent de donner la chaffe à ces Infectes , jufqu'à ce qu'étant tombés dans la foffe , on les y étouffe en la comblant. Le temps le plus propre pour cette expédition , eft celui où les Sauterelles , à caufe de leur âge , n'ont point encore d'aîles , ou bien au temps de rofée , leurs aîles fe trouvant alors trop humectées pour pouvoir s'en fervir. En tout autre temps les Sauterelles prendroient leur effor , & on auroit employé inutilement fes peines.

Tout le monde fait que la paille fraîche , renouvellée dans un lit , eft un secret contre les Puces. La fumée éloigne ces Infectes, ou les fuffoque, lorfqu'ils ne peuvent l'éviter affez tôt; une fumigation faite avec des matieres dont l'odeur eft malfaifante, eft un grand fecret pour les faire périr : l'ambre, l'orpiment, le foufre, la coriandre, le cumin noir, la fcabieufe, l'ail, l'abfynthe, le bdellium, le galbanum, la myrrhe, le ftorax, l'encens, les plumes de hibou, la fiente des charançons, les cheveux, la corne des animaux à quatre pieds, font autant de fubftances dont la fumée devient pernicieufe aux Infectes. On peut encore les détruire, ou du moins les faire fuir, en arrofant les endroits où ils fe trouvent avec de la chaux vive, ou du fel diffous dans de l'eau ; avec l'hieble, la coloquinte, le cumin, la rhue, & autres plantes ameres bouillies. Une chofe finguliere, c'eft que les Chenilles, les Sauterelles, les écréviffes cuites produifent encore cet

effet, ou du fiel de bœuf mêlé avec
de l'eau. On peut encore avoir recours
à différens poifons, tels que l'arfénic,
l'orpiment, l'ellébore, le poivre; on
en prépare avec du lait ou de l'eau
une boiffon, qui ne manque pas de
tuer les Infectes.

L'eau & le feu ne font pas des moyens
moins fûrs & moins prompts pour détruire les Infectes. Si on inonde les
prairies pendant deux fois 24 heures,
on les purge à coup fûr des Fourmis
qui s'y logent : fi on répand de l'eau
chaude dans les iffues qui conduifent
à leurs fouterreins, on parvient à les
échauder jufques dans leur fourmilliere. Quand les Sauterelles & autres
Infectes font encore dans leur bas-âge,
on peut couvrir la terre de paille; on
y mettra enfuite le feu. On emploie
la poudre à canon contre les Mouches; on en met fimplement dans un
piftolet fans le bourrer, & quand les
Mouches fe font attachées fur un amas

de fucre fait exprès pour les furpren-
dre, on le décharge; ou bien on fait
un mélange de poudre & de fucre
pilé, on arrange ce mélange en ligne
droite, & on allume la poudre par
un bout, quand il fe trouve placé
une fuffifante quantité de Mouches, &
on parvient par-là à détruire ces Infectes.

Nous rapporterons, à l'article de
chaque Infecte dont il fera fait mention dans cet Ouvrage, les moyens
qu'on peut employer, ou pour les détruire, ou pour s'en garantir, ce qui
rendra ce petit Traité de la plus grande
utilité. Les Infectes dont nous y parlerons font la Punaife, le Pou, la
Puce, le Ciron, la Mouche, la Guêpe,
le Coufin, le Scorpion, l'Araignée,
la Buprefte, le Taon, le Charançon,
le Gribouri, la Sauterelle, la Lifette,
la Fourmi, le Puceron, le Hanneton,
la Courtilliere, la Teigne & les Limaçons. Nous ne dirons rien ici de la

famille Vermineuſe ; nous les réſervons pour un autre Ouvrage, & c'eſt avec d'autant plus de raiſon, que les Vers, ſuivant le célebre Linnæus, ne font pas partie de la claſſe des Inſectes.

L'Ouvrage dont il s'agit, eſt le cinquieme que nous avons publié pour l'Economie Champêtre. Le premier eſt intitulé : *Les Amuſemens innocens*, ou *le Parfait Oiſeleur* ; il ſe trouve chez Didot le jeune. Le ſecond a pour titre : *Traité phyſique & économique des Oiſeaux de baſſe-cour.* Cet Ouvrage a été contrefait à Liege & traduit en Allemagne : l'édition en eſt épuiſée ; on eſpere en donner inceſſamment une nouvelle, augmentée du double. Le troiſieme eſt déſigné ſous le titre de *Traité phyſique & économique du gros & menu Bétail* ; & le quatrieme eſt un *Traité de l'Education des Animaux qui ſervent d'amuſement à l'homme.* L'édition a preſque été auſſi-tôt enlevée qu'elle a paru ; il n'en reſte plus que quelques exemplaires chez

Lamy , Libraire , quai des Auguſtins.

Nous ferons ſuivre ces différens Traités économiques par d'autres qui ne ſeront pas moins utiles , tels que la *Médecine des Animaux domeſtiques*, que nous avons annoncée depuis long-temps , & à laquelle nous travaillons; le *Traité des Inſectes utiles dans l'économie*; le *Traité phyſique & économique des Quadrupedes nuiſibles*, *avec la maniere de les détruire*; le *Traité de la Chaſſe & de la Fauconnerie*; le *Traité de la Pêche*, &c. Nous prions nos Lecteurs , en liſant ces différens Ouvrages manuels, d'avoir pour nous quelque indulgence : en les publiant , nous n'avons eu d'autre but que de pouvoir être utiles à nos Compatriotes , & de leur préſenter ſous un aſpect facile tout ce qui a été dit ſur les différens objets que nous traitons; nous y ajoutons néanmoins quelques - unes de nos Obſervations & de nos Réflexions.

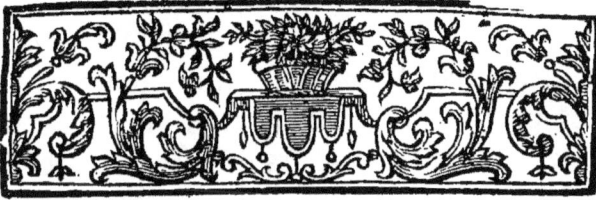

HISTOIRE

DES INSECTES

NUISIBLES A L'HOMME,

AUX BESTIAUX,

A L'AGRICULTURE,

ET AU JARDINAGE.

CHAPITRE PREMIER.

De la Punaise.

IL n'y a aucune Ville dans l'Europe où les Punaises soient plus communes qu'à Paris : ce sont les ennemis les plus fâcheux & les plus importuns que nous puissions avoir au lit pendant la nuit ; on peut les appeller avec raison le fléau de la vanité & de la mollesse. Elles nous piquent cruellement pour nous sucer le sang ; d'ailleurs elles se trouvent si puantes, que nos sens & nos esprits sont plus affectés par leur mauvaise odeur, que les parties de notre corps ne peuvent encore l'être par leurs morsures. Ces Insectes fuient la lumiere ; ils se tiennent cachés pendant le jour : mais dès que la lumiere est éteinte, & qu'ils sentent qu'on est au lit, ils sortent à l'instant de leurs différentes retraites ; ils livrent, pour ainsi dire, un assaut à la personne couchée ; ils la tourmentent sans cesse, & s'attachent principalement à son visage & aux parties de son corps où la peau se trouve la plus tendre. Ils sont, de même que les Cousins, avides de sang, & préferent aussi pour piquer certaines peaux à d'autres, sans doute parce que ces dernières se trouvent trop dures, ou que la sueur & la transpiration qui s'en exhalent les éloignent & les rebutent. Combien n'y a-t-il pas de personnes qui dorment au milieu d'une légion de Punaises, sans se sentir en aucune façon incommodées de leur morsure, tandis qu'il s'en trouve d'autres qui en sont dévorées, & qui en perdent même le repos ? Une seule Punaise devient souvent le plus grand supplice pour certaines gens.

La Punaise de lit, qui est précisément celle dont il sera fait mention ici, est

semblable à une lentille pour la figure &
pour la grosseur ; elle est courte, fort
plate, rhomboïdale, molle, facile à
écraser pour peu qu'on la touche, rous-
sâtre, d'une odeur puante & fort désagréable. On remarque dans cet Insecte
trois parties principales, la tête, la poitrine, & le ventre : la tête est munie sur
les côtés de deux petits yeux bruns un
peu saillans ; en devant il y a deux petites
antennes, composées chacune de trois
articulations fort déliées, & au-dessous
est une trompe recourbée dans son état
de repos, & renflée dans son milieu ;
la pointe est placée entre les deux jambes de devant : la poitrine ou corselet
est formée uniquement d'un anneau un
peu large, qui tient à la tête par un
étranglement, & auquel est attachée inférieurement la premiere paire de jambes. Le corps de cet Insecte va en s'élargissant ; il est composé de neuf anneaux,
dont le premier est comme séparé en
deux par une petite échancrure formée
d'une piece triangulaire qui fait la jonction avec le corselet : sous le ventre sont
deux dernieres paires de jambes, qui
ont également chacune trois articulations ; la derniere, qui est le pied, est

armée d'un crochet aigu semblable à un hameçon : tout le corps de la Punaise est lisse, excepté quelques petits poils qu'on y apperçoit avec le microscope. Quand la Punaise est gonflée du sang qu'elle a sucé, elle a le dos un peu convexe, mais son ventre est toujours applati. Le mâle & la femelle s'accouplent ensemble queue à queue ; la femelle dépose ordinairement ses œufs dans un lieu propre à les faire éclorre, d'où sortent par la pointe de petites Punaises, qui, au moment même qu'elles sont écloses, étant à peine visibles, courent avec la plus grande vîtesse.

L'hiver est la saison la plus contraire aux Punaises ; elles périssent ordinairement presque toutes pendant cette saison dans les climats froids : mais les œufs qui servent à leur reproduction se trouvent placés dans des endroits si favorables pour éclorre, qu'aux premieres approches de l'été ils s'ouvrent pour donner passage aux petits animaux qu'ils renferment. De tous les Insectes, les Punaises sont peut-être les plus fécondes ; les matieres putrides qui s'exhalent des corps animés, fournissent sans doute leur fécondité. Ces Insectes réussissent
très-bien

très-bien dans les vieux bâtimens , dans les endroits qui avoisinent les poulaillers , les colombiers , les cages de cailles & les fours : on en voit ordinairement beaucoup dans les vieilles solives des maisons , dans les lits , sur-tout dans ceux qui sont construits de bois de sapin , garnis de vieilles paillasses , dont les matelas ne sont pas souvent rebattus , & dont la paille & les draps ne se trouvent pas assez fréquemment renouvellés ; on en trouve principalement dans les lits qui sont près des vieilles cloisons ou des vieilles murailles enduites de plâtre , & même près des vieux livres. Les Punaises habitent principalement les chambres d'en-haut , & les lieux secs & exposés au midi , & notamment les grandes Villes bien peuplées , & où les maisons sont à plusieurs étages.

Dans les Auteurs anciens & modernes on lit une infinité de recettes, qu'ils nous indiquent à l'envi les uns des autres, pour empêcher que ces vilains Insectes ne troublent notre repos : il n'y a rien qu'ils ne mettent en usage, huile, graisse, onguent, lotion , fumigation ; ils en viennent même aux talismans & aux amulettes. Les plus spécifiques, à

B

ce qu'on prétend, sont l'huile de vitriol
versée sur le sel marin, la fumée de
tabac, de soufre, de mercure, de cuir
brûlé, & toutes autres odeurs fortes. On
prétend que c'est par rapport à ces drogues qu'on trouve rarement de ces Insectes chez les Apothicaires, les Dro-
guistes & les Corroyeurs. Nous allons
rapporter ici la plupart de ces recettes;
nous nous attacherons sur-tout à celles
qui paroissent les plus sûres.

Mettez, dans un réchaud plein de charbons allumés, une demi-once de galbanum & autant d'*assa fœtida* : après avoir
lavé les couvertures, les matelas, les
sommiers ou paillasses, & jusqu'aux
barres du lit, vous tiendrez votre chambre bien close, ayant soin de boucher
même avec un drap l'ouverture de la
cheminée. Vous ferez cette opération
le matin, pour n'ouvrir la chambre que
le soir à l'heure que vous voulez vous
coucher. A l'instant, dit-on, que la vapeur des drogues s'exhale, les Punaises
tombent sans mouvement ; & s'il en
reste quelques-unes, un jour ou deux
après vous les trouverez toutes desse-
chées. Une once de ces drogues suffit
pour la fumigation de deux lits ou de

deux chambres. De peur qu'il ne fe foit échappé quelques uns de ces Infectes incommodes , on réitere l'opération : le temps le plus propre à la faire eft celui des grandes chaleurs. Ou bien :

On prend une once de vif-argent & les blancs de cinq ou fix œufs ; on mêle & on bat bien le tout enfemble dans un plat de bois avec une broffe ou un balai, jufqu'à ce que les globules du vif-argent ne puiffent plus s'appercevoir ; enfuite ayant démonté les bois du lit , on en prend les pieces les unes après les au-tres ; on les broffe bien pour en enlever toute la pouffiere & les faletés , fans les laver ; enfuite on frotte toutes les join-tures & les fentes avec cette compofi-tion , & on les laiffe fécher. Dès la pre-miere application , les Punaifes feront détruites entiérement ; mais s'il en refte encore quelques-unes , à coup fûr une feconde opération ne manquera pas de les détruire abfolument.

On prétend que la vapeur du foufre fait auffi périr les Punaifes. On met donc un peu de foufre dans un vaiffeau de terre ou de fer ; & après l'avoir placé au milieu de fon appartement , on y met le feu , ayant préalablement le foin

B ij

de fermer bien exactement toutes les portes & les fenêtres, afin que la vapeur se communique par-tout & qu'elle ne se dissipe point au-dehors. On fait encore brûler du tabac dans l'appartement où il se trouve de ces Insectes, en observant les mêmes précautions que pour le soufre, c'est-à-dire, en tenant tout clos & tout fermé. Cette fumigation est un remede presque infaillible. Quelques-uns font encore dissoudre du mercure dans de l'esprit-de-nitre sur un réchaud placé au milieu de la chambre ; le mercure & l'esprit-de-nitre s'évaporant, l'effet en est certain ; aucun Insecte n'y résiste : mais ce secret est fort dangereux ; l'esprit-de-nitre corrompt les meubles, & si on habite trop long-temps l'appartement sans l'avoir laissé suffisamment purifier par l'air, le mercure peut attaquer la santé. Cependant ce remede est d'un secours prompt, & ne doit pas conséquemment être négligé pour purger absolument de tout Insecte un appartement vuide, & qu'on se propose d'habiter.

Une recette encore très-bonne pour détruire les Punaises, est la suivante : Prenez sel ammoniac une livre, alkali ou potasse une livre & demie, chaux vive une demi-livre, verd-de-gris commun un quart de livre ; pulvérisez chacun de ces ingrédiens séparément ; mêlez-les promptement dans un grand mortier de pierre ; mettez-les ensuite dans un petit alambic de cuivre, versez-y une pinte de bonne eau-de-vie ; après avoir mis le chapiteau, luttez-le avec une vessie mouillée, que vous entortillerez avec de la ficelle ; distillez lentement à travers un vaisseau rempli d'eau fraîche ; garnissez encore avec de la vessie mouillée l'endroit où le tuyau passe dans les récipiens : pour verser ce que vous aurez retiré par la distillation, apprêtez une bouteille, où vous aurez mis du verd-de-gris crystallisé, réduit en poudre très-fine ; remuez votre liqueur jusqu'à ce que le verd-de-gris soit entiérement diffous.

Pour faire usage de cette liqueur, servez-vous d'une seringue dont le canon soit fort mince, pour que vous puissiez en injecter jusques dans les plus petites crevasses : non-seulement, à ce qu'on assure, les Insectes en sont tués en un instant, mais leurs œufs en sont encore tellement resserrés, que les petits

ne peuvent jamais y parvenir à leur perfection.

Un moyen encore très-approuvé pour
la destruction des Punaises, est de prendre de l'esprit-de-vin rectifié & bien dé-
phlegmé une chopine, & autant d'huile
nouvellement distillée, ou d'esprit-de-
térébenthine ; on les mêle bien ensemble, & on ajoute une demi-once de camphre cassé par petits morceaux, qui ne
s'y dissoudra qu'au bout de quelques
minutes : remuez bien le tout ; trempez-
y ou une éponge ou une brosse, & frottez-en tous les endroits du lit où il y
aura des Punaises ; ce mélange les fera
mourir, & détruira les œufs, de façon
que vous n'en aurez plus.

Le Seigneur Alexis rapporte dans ses
Secrets l'onguent suivant, pour faire périr les Punaises qui se trouvent dans les
fentes & jointures du lit. Prenez, dit-il,
absynthe une livre, huile commune,
eau quantité suffisante ; faites cuire le
tout jusqu'à ce que l'eau soit consom-
mée ; puis coulez l'huile, avec laquelle
vous mêlerez suffisamment de graisse
pour faire un onguent, dont vous frot-
terez les endroits infectés de Punaises.
On emploie encore pour la même fin

l'onguent Napolitain, qui eft compofé de graiffe de porc & de vif-argent, de même que la teinture de foufre : autrement, prenez du fuc d'abfynthe & vieille huile d'olive, faites-les cuire enfemble jufqu'à la confomption du fuc, puis coulez l'huile ; fondez-y du foufre vif ; & frottez-en vos lits & les fentes des murs. On dit encore qu'on fait périr les Punaifes d'une chambre, en l'arrofant avec une décoction de chauffe-trappe ou de perficaire, de coloquinte, de ronces & de feuilles de choux ; mais cette recette ne paroît pas bien fûre.

On donne comme fpécifique contre les Punaifes l'huile d'afpic, ou l'huile de poiffon : on en frotte les endroits où ces Infectes habitent. L'huile de chenevis, mêlée avec du fiel de bœuf, paffe pareillement pour avoir cette vertu. On peut auffi frotter les bois de lit avec du jus de citron pourri, ou de vieux concombres qu'on laiffe pourrir pour avoir de la graine ; on affure que ce jus fait mourir les Punaifes. On recommande encore pour détruire cette vermine, de laver les bois du lit avec un mélange de vinaigre fort & de fiel de bœuf, & de mettre de la grande-confoude fous fon chevet.

Prenez, ainsi que prétendent plusieurs
Auteurs, des noix de cyprès; concassez-
les; mettez-les ensuite infuser dans de
l'huile, qui y surnage de deux doigts;
laissez ce mélange au soleil & au serein
pendant vingt-quatre heures; & après
avoir coulé l'huile en exprimant bien
les noix, frottez-en les bois du lit. On
dit pareillement que la graisse de rôti
fondue, la plus vieille qu'on peut trouver, est excellente pour frotter les endroits où se mettent les Punaises. Vous
ne sentirez point de Punaises, assure-t-on
encore, si vous faites cuire de la colle-
de-poisson, & si vous en frottez les fentes & les jointures des lits. La lie d'huile
cuite & mêlée avec du fiel de bœuf &
de l'huile, les fait mourir de même.

Aldrovande approuve fort l'usage des
claies d'osier mises au chevet du lit; les
Punaises s'y retirent volontiers quand
elles voient le jour: il suffit de secouer
les nattes ou claies; elles s'en détachent,
& on les écrase aisément. Plus les nattes
sont vieilles, meilleures elles sont, parce
que ces Insectes ayant l'odorat très-fin,
l'odeur de leurs semblables les y attire
en foule. Les araignées mangent les Punaises, lorsqu'elles en peuvent attraper.

Les Punaises se détruisent quelquefois elles-mêmes; elles sont très-carnassieres, & en mangent fort bien d'autres de leurs especes, quand elles le peuvent.

Lorsque l'intérieur des Punaises a été percé & sucé par l'aiguillon ou la trompe de leurs compagnes, leur squelette ressemble pour-lors à cette dépouille complette dont elles se défont toutes les années. Si les Punaises se détruisent ainsi, c'est donc à tort qu'on cite si souvent contre nous la maxime, qu'il n'y a que l'homme qui fasse la guerre à l'homme, & que les animaux de la même espece s'épargnent. M. le Chevalier de Linné, en parlant des différentes Punaises de Suede, pense qu'il faudroit s'attacher à examiner s'il ne se trouveroit point parmi les Punaises de campagne, quelques especes qui, étant introduites dans les maisons, puissent détruire les Punaises des lits. La trompe de cette Punaise, suivant qu'il la décrit, est grosse, courbée en arc, & produit une piquure très-sensible : tout l'Insecte est alongé, lisse & noir ; il vole très-bien : on le trouve souvent dans les maisons; il a de l'odeur lorsqu'on le tient dans les doigts; il fait un bruit qui ressemble à une espece de cri.   B v

On rencontre auſſi dans les maiſons la larve qui produit cet Inſeſte, couverte de pouſſiere & d'ordures; elle reſſemble à une araignée mal-propre, ou à une petite motte de terre qui marcheroit; cependant ſes longues antennes compoſées de quatre ou cinq articles, & ſa trompe ſemblable à celle de l'Inſeſte parfait, aident à la reconnoître.

Si on la touche avec une plume, la pouſſiere & les ordures tombent aiſément, & on reconnoît toute la forme de cette Punaiſe, excepté qu'elle n'a ni étui ni aîles, & que les pattes ſont un peu plus groſſes que dans l'Inſeſte parfait : il s'y en trouve une variété mélangée de rouge & de noir.

M. Geoffroy rapporte encore qu'on voit dans les Bois quelques Punaiſes brunes, beaucoup plus grandes que celles des lits, & qui ont une odeur très-inſeſte. Celles-ci ont des aîles; elles ne ſont pas moins avides de ſang que les précédentes, & ſe ſervent de leur trompe pour ſucer des Chenilles, des Mouches & d'autres Inſeſtes; on ſent même quelquefois leurs piquures, quand on ne les prend pas avec aſſez de précaution. On prétend qu'à généralement parler,

les Chartreux font exempts de Punaifes;
la vraie raifon qu'on peut en apporter,
c'eft qu'ils ne fortent point , & qu'ils
ont leurs cellules ainfi que leurs habille-
mens dans une très-grande propreté :
cela eft fi vrai, qu'il y a des Chartreufes
où les domeftiques font mangés de Punaifes , tandis que les Religieux n'en ont
point.

Dans certains Hôpitaux on a cru pouvoir fe garantir d'une vermine fi incommode, en fubftituant le fer au bois pour
les lits ; mais les lits de fer font plus
utiles pour la durée, que pour empêcher la production des Punaifes , qui
favent bien fe loger ailleurs que dans les
bois de lit. Le Continuateur de la Matiere médicale de Geoffroy , dit avoir
éprouvé quelquefois avec fuccès certaines plantes & feuilles rudes & épi-
neufes , telles que la bourrache , la bu-
gloffe & fur-tout la grande-confoude :
on étend leurs feuilles fous le traverfin
ou oreiller , & le lendemain matin on y
trouve les Punaifes comme expofées au
milieu des épines.

M. Parmentier , ancien Apothicaire-
Major de l'Hôtel des Invalides, a publié
en 1773 quelques-unes de fes Obferva-

B vj

tions sur les moyens de détruire les Punaises. On a donné, dit-il, il y a quelque temps, comme une plante exterminatrice des Punaises, le *Thlaspi arvense*. Cet Auteur s'en est servi pour quelques endroits des Infirmeries de l'Hôtel des Invalides, où les Punaises sont assez communes, malgré la propreté qui y regne; mais elle n'a pas produit tout le succès auquel il s'attendoit : le nombre des Punaises a seulement diminué, sans que la race en soit absolument détruite ou évadée.

M. Parmentier a eu ensuite recours à d'autres plantes de la même famille, telles que le cochléaria, le raifort, le passerage, &c.: il en a fait frotter les endroits soupçonnés de servir de retraite à ces Insectes; ils sont sortis en partie & ont pris la fuite. Notre Observateur a distillé ensuite les mêmes plantes ; la liqueur qui en est résultée ayant été employée avec une petite éponge ou plumaceau, a encore procuré un effet plus prompt & plus marqué. M. Parmentier a aussi observé que l'odeur violente de la ciguë avoit la propriété d'éloigner la Punaise, même de la tuer. J'ai donné un jour, dit l'Observateur, cette plante à éplucher à quelques-uns de nos Soldats convalefcens, qu'une légion de Punaifes attrapoit toutes les nuits ; j'ai été curieux fur le foir de les aller vifiter, & de voir, à la faveur de la bougie , fi cet Infecte nocturne fe difpofoit à livrer affaut à nos anciens Grenadiers : ils m'ont affuré que le nombre en étoit diminué de moitié. Plufieurs d'entr'eux ont frotté les bois de leurs lits avec les plantes anti-fcorbutiques ci-deffus indiquées ; d'autres en ont fait une décoction , & tout cela leur a affez réuffi , mais jamais au point de les en délivrer entiérement.

L'eau diftillée de ces plantes , ajoute M. Parmentier , eft préférable aux plantes mêmes , foit parce qu'il n'eft pas poffible de fe pourvoir en tout temps de ces mêmes plantes , foit parce qu'on a beaucoup plus de facilité de l'infinuer dans les fentes & crevaffes du lit , dans les replis des rideaux , fans être obligé d'expofer les étoffes à fe tacher : l'odeur en eft plus développée. On pourroit encore rendre cette odeur plus active , en mettant l'eau dans un vafe fur le feu, & en faifant circuler la vapeur dans le lit, dont les rideaux feroient tirés. Cette substance aura un avantage sur celle des substances métalliques, dont nous avons parlé plus haut, en ce qu'elle ne contient rien de nuisible. Le F. Côme a assuré à M. Parmentier qu'il avoit fait déloger des pépinieres de Punaises d'une chambre, en y brûlant de l'encens, & que depuis elles n'y ont plus reparu. On sait, il y a long-temps, que la vapeur du tabac est bonne pour détruire les Punaises. Il y a un dortoir à l'Hôtel Royal des Invalides, voisin d'une chambre commune, où l'on fume continuellement; on n'y connoît point les Punaises.

Une autre Observation relative à la propriété anti-vermineuse des plantes cruciferes dont nous venons de parler, c'est que les Scorbutiques des Infirmeries de l'Hôtel Royal des Invalides, qui font usage de ces sortes de plantes, telles que le cochléaria, le cresson, le beccabunga, n'ont presque point de Punaises, tandis que leurs camarades attaqués de la même maladie, couchés dans la même salle, sans faire usage de ces plantes antiscorbutiques, en sont infectés.

On a annoncé dans notre *Nature considérée*, année 1774, un moyen, à ce qu'on prétendoit, assuré pour faire périr à peu de frais les Punaises qui peuvent se trouver dans une chambre. Il faut, avant d'habiter cette chambre, commencer par boucher la cheminée avec de la paille, calfeutrer exactement les portes & les fenêtres ; ensuite mettre un fourneau allumé au milieu de la chambre, le remplir de charbon de bois ; mettre dessus une poële de fer, dans laquelle il y aura deux onces de tabac à fumer & trois onces de soufre concassé, & sur le tout un mauvais couvercle pour empêcher la flamme de monter. Dès que l'on s'apperçoit que le brasier commence à s'enflammer, il faut promptement sortir, fermer la porte & coller du papier tout autour, sur les trous des serrures, &c. étant très-essentiel que la fumée ne trouve aucune issue hors de la chambre. Au bout de 24 heures, on est assuré que tout Insecte, vermine & animal quelconque est mort, & qu'on ne trouvera plus que son cadavre en fouillant dans ses retraites. Si on n'est point pressé d'occuper la chambre, on fera bien de n'y entrer qu'au bout de 48 heures, afin que la vapeur se dissipe sans courant d'air, & pénetre dans les murs & boiseries le plus profondément possible. Si

la chambre étoit meublée, il faudroit en
ôter les meubles & étoffes dont les couleurs pourroient être altérées par le foufre, & avoir foin de les bien nettoyer
avant de les rapporter.

On a indiqué en 1776, dans les *An-*
nonces d'Hanovre, une méthode pour
détruire les Punaifes & autres Infectes.
Il ne s'agit que de faire bouillir pendant
une demi-heure des feuilles de noyer
dans une quantité fuffifante d'eau, que
vous verfez enfuite dans un autre vafe,
au-deffus duquel vous preffez les feuilles
pour en faire découler le jus. Il fuffit
enfuite de frotter de cette décoction les
lits & les murailles infectés de Punaifes.
L'Auteur de l'avis affure que c'eft pour
elles & pour beaucoup d'autres Infectes
un vrai poifon, & qu'il n'en reftera pas
une feule. Le bouillon de jeunes noix
vertes, cuites de la même maniere, produit le même effet. On peut fe fervir de
ces deux eaux pour faire périr les vers
de terre & autres vermines ; il n'y a
qu'à en verfer fur les endroits où ils fe
montrent. L'Auteur prétend que fa recette eft fouveraine.

On peut encore fe fervir pour la deftruction de ces Infectes, des recettes fui-

vantes. Prenez une eau de favon un peu forte, dans laquelle vous ferez bouillir fuffifante quantité d'herbe de coloquinte & d'huile d'abfynthe : vous vous fervirez de cette herbe comme d'une éponge pour répandre l'eau de favon dans les mortaifes du bois de lit. Cette eau détruit les œufs & fait périr l'animal. Ou bien :

Faites bouillir un lapin entier, fans ôter même la peau, dans un chaudron avec environ douze pots d'eau : il faut que le lapin fe confume comme fi on vouloit faire une colle de gants. On paffe cette eau à travers un gros linge, & on le preffe bien, pour exprimer, s'il eft poffible, jufqu'aux os de l'animal. Vous enduifez de cette colle tous les endroits où il y a des Punaifes.

M. le Chevalier de Linné fait mention de quarante-trois efpeces de Punaifes, dont les unes fe nourriffent dans le fumier, d'autres fur les plantes, & quelques unes fur la furface de l'eau. La Punaife rouge eft très-commune aux pieds des arbres. Pour que ces Infectes ne fe répandent pas fur les feuilles & les fruits, il faut les écrafer, ou bien les faire mourir en jettant deffus de l'eau bouillante, ou de la chaux en pouſſiere, qu'on mouillera auſſi-tot avec de l'eau chaude.

CHAPITRE II.

Du Pou.

LE Pou eſt un inſecte ovipare & ap-tere (ſans aîles), qui s'engendre ſur le corps de l'homme, ſur celui des quadrupedes, des oiſeaux, des poiſſons, même ſur les végétaux : ſon caractere diſtinctif eſt d'avoir ſix pattes, deux yeux, une antenne filiforme, & un ventre ſimple. Nous allons commencer l'hiſtoire de ce genre d'Inſecte par celui de l'homme ; nous conſulterons à ce ſujet le ſavant Swammerdam, qui de tous les Auteurs eſt celui qui a écrit le plus éruditement ſur cet Inſecte vermineux. On y diſtingue toujours la tête, la poitrine & le ventre : la tête eſt extérieurement d'une figure un peu oblongue, & arrondie poſtérieurement, couverte d'une peau aſſez dure ſemblable à du parchemin, tranſparente & hériſſée de poils ſoyeux. A ſon extrémité antérieure eſt

placé un aiguillon rarement visible, parce
qu'il est presque toujours retiré en dedans : des deux côtés de la tête sortent
deux antennes revêtues de la même peau
que la tête, composées chacune de cinq
articulations joliment parsemées de petits poils ; & comme elles sont transparentes, on y apperçoit certains petits
vaisseaux blancs. Derriere les antennes
sont situés des yeux saillans & noirs,
qui ne paroissent point avoir ces divi-
sions hexagones qu'on a coutume d'observer dans les autres Insectes ; mais il y
a quelques poils à côté en devant & en
arriere.

Le col qui soutient la tête est fort
court ; la partie unie au col est comme
partagée en trois parties, au milieu desquelles se présente en-dessus une espece
de bouclier. On voit en-dessous des deux
côtés six pieds joints avec la poitrine,
dont chacun est composé de six articulations d'inégale grandeur, très-joli-
ment ornés de poils fins, & si transparens, qu'on y découvre plusieurs
vaisseaux blanchâtres. Le bout de chaque pied est armé de deux ongles, qui
servent de pinces à ces Insectes pour
saisir les cheveux, moyennant quoi ils

grimpent tout le long affez promptement. Vers le centre des articulations
des pieds avec la poitrine , on trouve
une courte cannelure blanchâtre , qui va
fe terminer à une partie de couleur un
peu brune qu'on voit paroître à travers
les anneaux du ventre , ayant un mouvement très-fort , & à chaque côté de
cette cannelure , deux autres petites parties tranfparentes femblables à la précédente , qui montent bien avant dans la
poitrine. Le ventre fe divife en fix parties, & finit en-deffous par une maniere
de queue fendue : on découvre en outre
au milieu même du ventre une particule
blanchâtre, femblable à un point & tranfparente, qui fe meut diftinctement haut
& bas ; & fur les bords de ce ventre ,
qui eft par-tout velu , certains corpufcu-
les rougeâtres pareillement tranfparens,
& un nombre confidérable de petits
vaiffeaux blancs répandus çà & là par
tout le ventre, ce qui fe remarque auffi
au dos & à la poitrine. Au refte , la peau
du ventre eft tiffue de petites cannelures comme les extrémités de nos doigts.
Cette ftructure n'eft pourtant pas uni-
forme , du moins fur les bords ; car la
peau y eft ainfi que tout le corps d'une

contexture affez ferme, tranfparente, &
femblable à un parchemin qui, étant
preffé rudement, fait du bruit & creve.

Quant à l'anatomie des parties internes, fi l'on fend avec précaution la peau
du ventre en-deffus, il en jaillira du fang,
qui étant reçu dans un petit tube de
verre & examiné avec un bon microfcope, femble compofé, comme le lait
de vache, de globules tranfparens.

On apperçoit fous la peau de l'Infecte
divers mufcles deftinés à mouvoir les
anneaux du ventre, & ces mufcles, dont
les uns font un peu largés & les autres
plus étroits, s'étendent quelquefois d'un
anneau à l'autre ; car il y en a qui font
beaucoup plus courts que d'autres. C'eft
au bord du ventre que l'animal eft le
plus mufculeux ; auffi eft-ce là que fes
mouvemens font les plus forts, & que
font placés les trachées ou vaiffeaux aëriens qui fervent à la tranfpiration : les
trachées paroiffent fous les mufcles avec
la graiffe ; mais Swammerdam n'a jamais
pu découvrir la moindre apparence de
cœur à la partie fupérieure du ventre,
comme il arrive dans les autres Infectes : cependant il dit avoir cherché le
cœur dans le Pou avec tout le foin pof-

fible, mais toujours inutilement ; ce qui
provient peut-être de son extrême finesse,
ou de l'agitation forte & continuelle du
ventricule, qui se repose à peine un seul
moment. Les parties que Swammerdam
prend pour de la graisse, sont très-abon-
dantes, les unes plus petites & les autres plus grandes ; la figure des premieres est presque globuleuse, & celle
des dernieres plus irréguliere : elles sont
d'une couleur transparente , comme de
la gelée , ainsi que toutes les parties du
Pou.

Mais ce qui constitue la principale
partie de cet Insecte , ce sont les rami-
fications des trachées ; il s'en trouve un
nombre infini à la tête , à la poitrine ,
au ventre, aux pieds, & même aux antennes. On remarque encore que les
trachées sont liées ensemble çà & là par
le moyen de la graisse ; ce sont là les
petits vaisseaux blancs qu'on voit paroître à travers le corps en divers endroits : & la raison pour laquelle les
trachées se manifestent ainsi au travers
de la peau, c'est que leur couleur est
argentée , semblable à de la nacre de
perle , ce qui fait un très-beau spectacle
tant que l'animal vit. Elles conservent

même conftamment cette couleur après
avoir été tirées hors du corps , fans jamais s'affaiffer , parce que leur ftructure eft telle , qu'elles demeurent toujours ouvertes. Cette ftructure confifte
en deux fortes de matieres : une partie
eft compofée d'anneaux, qui reffemblent
aux cartilages de la trachée artere dans
l'homme , & le microfcope fait voir
très-diftinctement que ces anneaux fe
réfléchiffent plufieurs fois fur eux - mêmes pour former un canal ouvert , quoiqu'ils faffent moins de circonvolutions
que dans les autres Infectes , étant plus
courts ; ils font auffi plus froncés &
plus entortillés. Il eft encore à remarquer qu'aux endroits où la trachée artere fe divife en rameaux , les anneaux
font les plus grands , & qu'enfuite ils fe
partagent infenfiblement en de plus petits anneaux. L'autre partie eft mem-
braneufe & fituée dans les interftices
des anneaux , qui , par fon moyen , peuvent fe courber & fléchir aifément , ce
qui arrive principalement dans les mouvemens merveilleux du ventricule , environné d'un nombre infini de trachées.
On ne connoît point d'Infecte , dit toujours Swammerdam , dans lequel on

puisse voir plus facilement les trachées,
même sans aucune dissection. On est ravi
d'admiration en contemplant dans le Pou
la situation & le cours des vaisseaux pulmonaires ; aussi le célebre M. Hooke les
a-t-il élégamment dépeints dans son in-
comparable *Micrographie* , quoiqu'il ne
les ait connus qu'en les voyant reluire à
travers le corps de l'animal : mais par
l'anatomie Swammerdam s'est convaincu
que ces sortes de vaisseaux ne se trouvent
pas seulement à la tête, à la poitrine &
au ventre , mais qu'ils s'étendent encore
jusqu'aux intestins même, à l'ovaire, à
la moëlle de l'épine , au cerveau , & à
toutes les parties internes de l'Insecte.

Le Pou n'a ni groin, ni dents, ni bouche qui donne entrée dans son gosier ,
mais seulement une trompe , ou plutôt
un aiguillon pointu & creux, avec lequel il pince la peau & suce le sang pour
s'en nourrir : cet aiguillon est d'une si
grande finesse, qu'on ne peut le démontrer qu'avec bien de la peine ; on ne peut
même l'appercevoir que par un hazard
heureux. A l'extrémité de la tête paroît
une éminence obtuse , qui, étant creusée
dans le milieu , se recourbe en-dedans
sur elle-même , sans néanmoins pénétrer
dans

dans le corps. C'eft de cette maniere qu'on voit quelquefois l'aiguillon fortir, à-peu-près comme l'on voit rentrer & fortir la corne du limaçon.

L'œfophage eft un canal très-délié, qui n'eft vifible que quand le fang pompé par l'aiguillon paffe dans le ventricule, près duquel il paroît comme un petit filet limpide & diaphane. Le ventricule eft fitué en partie dans la poitrine & dans le dos, mais pour la plus grande partie dans le ventre gonflé de fang : il paroît d'un brun foncé à travers la peau. La partie du ventricule qui eft dans la poitrine reffemble à une fourche garnie de deux dents, qui en font les deux appendices locales : mais la partie qui eft dans le ventre mérite fur-tout attention ; car elle eft figurée comme un fachet oblong, qui fe contracte & fe dilate continuellement çà & là. Lorfque le ventricule eft vuide, il eft fans couleur & diaphane, de même que fes appendices.

On le trouve manifeftement compofé de deux tuniques, dont l'extérieure eft plus épaiffe, & l'intérieure très-déliée, comme dans tous les Infectes. Il eft même croyable qu'il a pareillement trois tuniques, dont la troifieme eft mufculeufe.

C

Sa tunique extérieure est fournie d'un nombre infini de trachées, dont les gros rameaux sont fort apparens ; l'intérieure est très-mince , & la troisieme qui est supposée être située entre les deux précédentes , comprend sans doute les fibres musculeuses du ventricule , à l'aide desquelles il exécute ses mouvemens admirables. Au fond du ventricule on découvre le pylore, suivi d'un intestin grêle de même structure que le ventricule , & dilaté par intervalle. Cet intestin grêle est pour l'ordinaire contourné en S romaine, & vers sa fin on apperçoit quatre petits vaisseaux , qui sont plus droits dans le Pou que dans le Ver-à-soie, assez longs & de la même structure que les intestins. Or ces quatre vaisseaux sont proprement quatre intestins *cæcum*, qu'on trouve dans tous les intestins , & qui s'anastomosent avec l'intestin grêle. Vient ensuite le colon, auquel succede une dilatation considérable, qui est le cloaque, c'est-à-dire, le lieu où les excrémens prennent leur figure ; car les excrémens sont fort irréguliers & nullement disposés comme dans les autres Insectes, dont les excrémens sont souvent figurés d'une façon fort singuliere. Au-dessous de cette

dilatation est l'intestin *rectum* , qui présente son anus sur le ventre entre la di-
vision de la queue ; & sous l'anus une
peau hérissée de poils soyeux.

Quant au mouvement du ventricule,
il est admirable , & l'on pourroit avec
raison appeller ce viscere *animal* dans un
animal, à cause des fortes agitations ,
contractions, froncemens , développe-
mens qui lui sont propres, & qu'on ne
sauroit voir sans étonnement à travers
le corps , sur-tout quand l'estomac est
plein de nourriture , & que par la suc-
cion il y entre un nouveau sang. Delà
on peut aisément se figurer combien les
trachées situées sur l'estomac souffrent
alors de changemens étranges ; de combien de manieres différentes l'air qui y
passe est pressé , agité , poussé , dépuré ,
changé, atténué. Ces merveilleux mouvemens s'observent particuliérement dans
le viscere que Swammerdam nomme
pancréas , parce qu'il est contraint d'o-
béir à tous les mouvemens du ventricule , auquel il est uni ; or ces mouvemens se répetent sans cesse alternative-
ment & varient à l'infini.

Pour ce qui concerne la maniere dont
le Pou suce le sang & conduit les ali-

mens dans son estomac, il en vient à
bout avec son aiguillon. D'abord s'il à
jeûné un ou deux jours, & qu'il soit fort
affamé, on n'a qu'à le poser sur la main
pour l'y voir chercher sa vie, qu'il trouve
bien vîte, sur-tout si l'on s'est frotté auparavant la main jusqu'à rougeur; le
Pou incline pour-lors sa tête entre ses
deux pieds de devant vers la peau de
la main; il y cherche diligemment quelque pore, & quand il l'a trouvé, il y
enfonce son aiguillon; un instant après,
on voit le sang monter à la tête avec une
rapidité qui étonne le spectateur armé
d'un microscope.

Après que le sang, en montant dans
le gosier, est parvenu jusqu'à l'œsophage,
on observe qu'il passe aussi-tôt delà dans
le ventricule, & que ce viscere s'en
remplit avec ses appendices, qui ressemblent à une fourche; dès-lors les mouvemens du ventricule augmentent considérablement : car comme ses parties
musculeuses sont distendues, elles en
prennent occasion de s'en contracter de
nouveau; aussi remarque-t-on que les
excrémens restés dans les gros intestins
commencent pareillement à se mouvoir,
& même il arrive souvent que le Pou

les rend dans le moment. L'aliment reçu
dans l'estomac est agité de mille manieres , remué sens-dessus-dessous , & comme criblé à force de contraction & de
dilatation ; on croiroit au premier aspect
que le sang se distribue du ventricule
par différens vaisseaux dans le reste du
corps : mais ce phénomene vient de la
peau , qui n'est pas par-tout également
diaphane , & du sang même , qui n'est
pas d'une couleur homogene. Au bout
de quelques heures , on voit l'aliment
devenir insensiblement plus brun ou noirâtre , & se consumer lentement : delà
les intestins de plus en plus distendus
par les excrémens , & même par les excrémens divisés quelquefois comme en
petits globules ; la raison en est que les
intestins se contractant par intervalles
sur les excrémens , les expulsent aussi-tôt
hors du corps en divers temps.

Nous ne parlerons point ici des muscles qui servent à mouvoir les jambes
& la tête ; ni de la moëlle de l'épine ,
qui est composée de trois granglions re-
marquables ; ni des nerfs qui en partent,
& qui se distribuent aux muscles des
pieds & à tous les visceres , y commu-
niquent la vie , le sentiment & le mou-

vement ; ni du cerveau enveloppé de la
dure-mere ; ni des nerfs optiques : tous
ces objets ſont plus ou moins difficiles
à démontrer.

Il n'a pas été poſſible à Swammerdam
d'obſerver ſi les Poux ſont diſtingués en
mâles & en femelles , comme les autres
Inſectes ; il dit néanmoins que quelquefois il a remarqué que les Poux mon-
toient les uns ſur les autres : mais il n'a
pu voir ce qui en étoit par la diſſection ;
il a trouvé au contraire un ovaire dans
quarante qu'il a diſſéqués , ce qui l'a
engagé de croire que ces animaux ſont
hermaphrodites comme les limaçons :
l'ovaire s'étend par toute la capacité du
ventre , mais il a une iſſue diſtincte de
celle des inteſtins. Les appendices de
l'*oviductus* ſont comme deux tuyaux qui
vont naturellement ſe réunir en un point:
on apperçoit dans l'*oviductus* les œufs
tant parfaits qu'imparfaits ; de ſorte que
Swammerdam a compté dans un ſeul
ovaire dix gros œufs & quarante-quatre
petits.

Ce grand Scrutateur de la nature a
vu dans l'utérus même un œuf parfait
& prêt à être pondu. Dans tous les Poux
il y a double ovaire , & chaque partie

fe divife en cinq *oviduɛtus* , qui viennent
tous aboutir à un canal commun , après
lequel fuit l'utérus , où l'œuf acquiert fa
derniere perfeɛtion. Après l'utérus fe
trouve un fachet plein de glu , qui s'ouvre dans le vifcere, & dont la glu fert
à coller les œufs à mefure qu'ils font
pondus. Les *oviduɛtus* embraffent fi étroi-
tement les œufs, qu'on n'obferve prefque aucune différence ; & lorfqu'on veut
les féparer, on ne peut le faire qu'avec
beaucoup de peine, la vue étant trou-
blée par de nouveaux fachets de graiffe
qui s'en féparent. C'eft ce qui m'a fait
connoître que les *oviduɛtus* étoient de
même ftruɛture que le ventricule & les
inteftins, quoique beaucoup plus tendres.

A l'égard de la ftruɛture de la peau,
on y découvre bien des chofes dignes
d'attention : on ne fauroit mieux la com-
parer qu'à un parchemin tranfparent ;
elle eft tiffue en plufieurs endroits de
fines cannelures, comme les extrémités
de nos doigts, lefquelles examinées avec
un bon microfcope femblent être autant
de divifions de vaiffeaux pulmonaires.
Dans d'autres endroits, comme aux bords
du ventre, la peau eft d'une autre ftructure.

Les œufs du Pou font ce que nous appellons communément *lentes* : mais il eft à obferver que l'œuf ou la lente eft véritablement le Pou même, qui venant à fortir de fa membrane fitôt que l'humidité fuperflue s'en eft évaporée, devient incontinent propre à la génération; & c'eft cette promptitude avec laquelle il engendre immédiatement après être forti de fon œuf, qui a fait dire à quelques-uns par plaifanterie, qu'un Pou devient bifaïeul dans l'efpace de vingt-quatre heures. Cependant il eft vrai de dire que ces animaux multiplient en très-peu de temps prodigieufement : mais ils ne le font qu'autant que leurs œufs font tenus dans un lieu chaud & humide, finon les lentes meurent ; auffi arrive-t-il toujours que celles qui font engendrées la nuit dans les cheveux pendant qu'ils font chauds, meurent enfuite pendant le jour lorfqu'elles viennent à être expofées à la fraîcheur de l'air, & qu'après avoir refté collées pendant quelques mois aux cheveux, elles perdent enfin tout-à-fait la forme extérieure qu'elles avoient.

Les Poux s'attachent à toutes les parties du corps de l'homme, mais princi-

palement à la tête des enfans ; il s'en
trouve sur-tout en quantité dans les habits des pauvres, des mendians, des
matelots, des soldats & en général de
toutes les personnes mal-propres, qui
n'ont point de chemises, ou qui n'en
changent pas souvent. Comme ces Insectes sucent le sang en perçant la peau,
ils y occasionnent souvent des pustules
qui dégénerent en gale, & même en
teigne. On a vu plusieurs personnes attaquées d'une maladie mortelle provenant d'une très-grande quantité de Poux
qui s'engendrent sur la chair, & qui font
par tout le corps des plaies pénétrantes
jusqu'aux os ; l'Histoire fait mention
d'un bon nombre d'hommes frappés de
la maladie pédiculaire, & qui ont été
dévorés tout vivans ; ce fut même la
troisieme plaie dont Dieu frappa toute
l'Egypte. Linnæus dit qu'il n'a point
trouvé de plus gros Poux que dans les
cavernes chaudes de la mine de Fahlun,
Ville de Suede dans la Province de Da-
lécarlie.

Oviédo a observé qu'à un certain
point de latitude, les Poux quittent les
Espagnols qui vont aux Indes, & les
reprennent à leur retour dans la même

C v

latitude ; & en effet , quoique les domeftiques & les matelots qui fe trouvent en grand nombre dans leurs vaiffeaux , foient fort mal-propres , il ne s'en
trouve néanmoins aucun qui ait des
Poux lorfqu'ils arrivent aux Tropiques
& dans les Indes ; quelque fale que l'on
foit , perfonne n'en a qu'à la tête. Cette
vermine fe multiplie de nouveau quand
on en vient à la hauteur des Ifles de
Madere , dans la traverfée d'Amérique
en Europe.

Quoique les Poux foient une fi vi-
laine vermine , il fe trouve néanmoins
des gens qui en font friands & qui les
croquent à belles dents. Le Docteur
Gabriel Clauderus cite un homme qui
mangeoit avec avidité des Poux vivans
récemment pris : cet homme étoit fexa-
génaire , né au milieu des fureurs de la
guerre , & avoit été élevé dans un Village par fes parens , qui étoient de pauvres payfans ; il s'étoit trouvé obligé ,
vu les circonftances , à traîner une vie
miférable , en fe tenant caché dans les
bois pour éviter avec les fiens les cruau-
tés des foldats , qui dans leurs fréquentes
irruptions leur ravifloient tout , ou les
payoient à coups de bâton. Après la

mort de ſes pere & mere , il conſerva
avec l'âge ſon caractere ſauvage , &
quoiqu'il vécût quelquefois dans ſon Village parmi les hommes , il continuoit
néanmoins de paſſer la plus grande partie de ſa vie dans le fond des forêts.
Sa raiſon s'obſcurcit par-là , & il donna
plus d'une fois des preuves d'une bruta-
lité mélancolique , juſqu'à croquer ſes
Poux comme un mets ſucculent. D'ailleurs on ſait qu'un des plaiſirs des Ne-
gres de la Côte occidentale de cette
partie du Monde , eſt de ſe faire chercher leurs Poux par leurs femmes , qui
ont grand ſoin de les manger à meſure
qu'elles en trouvent. On nomme *Phéro-*
phages les Tartares & les Hottentots qui
mangent les Poux : on donne ce nom
aux ſinges , qui en ſont auſſi très-friands.

Le Docteur François Paullini rapporte qu'il rencontra un jour , près d'un
Hameau du Duché de Weſtphalie , un
jeune Porcher au pied d'une haie , qui
ayant quitté ſes habits , ſe grattoit la
tête & le corps par devant & par derriere en pleurant ; & que lui ayant de-
mandé pourquoi il pleuroit , il ne lui
répondit autre choſe , ſinon de lui mon-
trer une bande d'animaux qui volti-

geoient autour de sa tête. Le Docteur
Paullini approcha de plus près de ce
jeune Porcher, & tâcha d'attraper une
ou deux de ces petites bêtes qui le mor-
doient jusqu'au sang : en les examinant
avec attention, il reconnut que c'étoit
des Poux à six pieds & noirs, mais aîlés;
ils égaloient en grandeur les Poux ordinaires des pourceaux, & voltigeoient
en l'air avec un certain bourdonnement.
Le Porcher apprit en même temps au
Docteur Paullini, qu'il tenoit cette vermine du troupeau qu'il gardoit, & que
si ses pourceaux se vautroient, selon
leur coutume, dans telle fosse fangeuse,
ils ne manqueroient guere d'en rapporter
un pareil essaim; & en effet le Docteur
Paullini y trouva quelques milliers de
ces Insectes : mais il ne put savoir des
paysans s'ils y paroissoient tous les ans
dans la même saison, c'est-à-dire, vers
la fin du mois de Juillet. Ce trait a quelque rapport avec ce que les Historiens
racontent, d'après Diodore de Sicile,
touchant les *Axidophages*, ou mangeurs
de sauterelles : avec cet aliment, ils vivent jusqu'à quarante ans, mais ils meurent presque tous de la maladie pédiculaire; des Poux aîlés déchirent ces hom-

mes, leur corps tombe en pourriture, & ils meurent dans de grandes douleurs.

Les Auteurs diſent que pour ſe pré-ſerver des Poux, il faut manger des viandes ſucculentes, uſer de boiſſon ſa-lutaire, ſe tenir le corps propre, ſur-tout ſi l'on eſt vêtu de laine; en un mot, garder un bon régime de vivre.

Pour remédier à la maladie même, Jérôme Mercuriel prétend qu'il n'y a rien de plus efficace que la purgation ſouvent répétée; cependant il eſt vrai de dire que c'eſt un mal opiniâtre, qui réſiſte à preſque tous les remedes tant internes qu'externes: parmi les premiers, on exalte principalement l'ail, la mou-tarde, la thériaque, la corne de cerf, les nourritures ſalées, acides, auſteres ou autres; & parmi les dernieres, les fomentations, les bains d'eau douce & ſpécialement ceux de mer, d'autant qu'ils ſont plus déterſifs, une décoction de lupins, le ſuc de bette, les poudres de pyrethre & de noix de gale mêlées enſemble, le vinaigre mêlé avec l'eau de la mer, une leſſive faite avec la cen-dre de ſtœchas, dont on ſe frotte la tête, le ſandaraque avec de la chaux & de l'huile; enfin, des onctions ou linimens, des cataplaſmes, des onguens: mais les remedes qu'on emploie avec le plus de ſuccès pour faire mourir les Poux, ſont la ſemence de ſtaphiſaigre, les coques du Levant, le ſoufre, les racines de patience ſauvage & d'*enula campana*, le tabac, le mercure, le cinabre, le verdet, le vinaigre ſcillitique.

Mappus, dans ſon Hiſtoire des Plantes d'Alſace, nous aſſure que la graine d'ache ou de céleri pulvériſée & répandue dans les cheveux le ſoir en ſe couchant, chaſſe les Poux, ſi l'on a attention de bien ſerrer le bonnet autour de la tête.

On vante beaucoup contre les Poux la compoſition de la pommade ſuivante. Prenez ſuc de ſcabieuſe une demi-once, poudre d'ellébore blanc un gros & demi, térébenthine une once, avec une pareille quantité de graiſſe de porc. A défaut de cette pommade, on peut ſe baſſiner tout le corps avec du vinaigre & du jus d'oignons & de ſquilles un peu dégourdi ; on pourra prendre auſſi des feuilles d'amaranthe, on les fera cuire dans une leſſive, & on en lavera la tête de celui qui a des Poux ; ou bien on le frottera avec du jus de genêt & de l'huile de raye, ou du genievre, mêlés enſemble.

Lorsqu'on veut détruire les lentes, on fait un onguent avec de l'huile de laurier, de l'huile d'amandes ameres, du vieux oing, de chacun deux onces; de la semence de staphisaigre, du suc de tanaisie, de chacun une demi-once; deux gros d'aloës & autant de myrrhe; on y ajoute petite centaurée, sel, soufre, de chacun un gros : on mêle le tout ensemble pour un onguent. Avant de s'en servir, on frotte les cheveux avec du vinaigre.

On fait encore bouillir dans un pot de terre plombé, portion égale d'oliban & de lard; on les réduit en consistance d'onguent; on passe le tout par un tamis, & on réserve ce mélange pour en frotter la tête dans les endroits où sont les Poux.

On prétend que la pédiculaire automnale à fleurs purpurines & celle à fleurs jaunes, qu'on nomme *Crête-de-coq*, sont propres à occasionner des Poux aux animaux dans le foin desquels ces plantes se trouvent : Lobel est néanmoins d'un sentiment contraire, & soutient que la vertu de ces plantes est de tuer les Poux. Quoi qu'il en soit, on a observé en Angleterre que la brebis la plus saine de-

vient toute couverte de gale , dégue-
nillée & mangée de vermine en moins de
quinze jours , pour avoir brouté dans un
endroit où il se trouve beaucoup de ces
herbes.

La cévadille , qui est aussi une espece
de pédiculaire , a une vertu toute oppo-
sée. Il est d'expérience qu'une pincée de
cévadille répandue sur les cheveux d'une
jeune personne , a suffi pour en détruire
les Poux , sans que cette personne ait
ensuite éprouvé aucun accident , même
en n'usant d'aucune précaution. M. Lot-
thinger , Médecin de Sarrebourg , en fait
un grand éloge dans ce cas ; il désire-
roit même que la vertu des capsules de
cette plante , qui sont les parties en usage , fût plus connue.

On trouve dans les Ephémérides d'Allemagne , qu'un homme ayant une grosse
tumeur à la tête , qui rendoit une matiere ténue & ichoreuse , on lui conseilla
d'appliquer dessus des Poux vivans ,
ayant soin d'environner la tumeur d'une
espece de sac , de façon qu'ils pussent se
mouvoir sans néanmoins s'échapper , ce
qu'il fit ; & au bout de quelque temps ,
après avoir beaucoup souffert de leurs
morsures , les Poux avoient si bien sucé

la tumeur, qu'il n'en restoit aucun ves-
tige.

Une seconde espece de Poux qui attaquent l'homme, est le *Morpion*. Cette
espece, qui naît dans la peau, est plus
courte, plus large & plus arrondie que
le Pou ordinaire : sa couleur est aussi
plus brune & sa consistance plus dure.
La multiplication de cet Insecte est prodigieuse : il s'attache spécialement aux
parties naturelles de l'homme & de la
femme, aux aînes, aux aisselles & aux
sourcils, mais plus ordinairement aux
poils du pubis des personnes sales & mal-
propres ; il se nourrit du sang qu'il y
suce.

Les Morpions sont si petits au commencement, qu'à peine peut-on les appercevoir. Ils causent des démangeaisons
insupportables, des rougeurs, des cuis-
sons, & s'attachent si fortement à la
peau, qu'il est bien difficile de pouvoir
les en détacher ; ils s'insinuent même
quelquefois sous l'épiderme, & y occasionnent des démangeaisons très-vives.
Rien n'est meilleur pour détruire dans
un instant cette vermine, que l'onguent
Napolitain.

Telles sont les deux especes de Poux

qui infectent l'homme : les animaux n'en ſont pas plus exempts. Nous allons donner ici la deſcription de quelques-unes de ces eſpeces, d'après M. Geoffroy.

La premiere eſpece eſt le Pou du bœuf, à ventre chargé de huit bandes tranſverſes. Cette eſpece eſt très-petite & blanche : ſa tête eſt d'une couleur un peu fauve, ainſi que ſes pattes, dont l'extrémité eſt plus blanche : ſon ventre eſt blanc, & chargé en deſſus de huit bandes tranſverſes ſemblables. Les bandes tant en deſſus qu'en deſſous ne vont point juſqu'au bord du ventre ; cependant les bords paroiſſent plus formés que le reſte, à cauſe des huit points de couleur brune dont ils ſont tachés. On trouve ces Inſectes ſur les vaches & ſur les bœufs.

La ſeconde eſpece eſt le Pou du bœuf, à ventre de couleur plombée. Ce Pou eſt plus grand que le précédent : ſes pattes ſont courtes & groſſes ; elles ſont de couleur griſe, ainſi que ſa tête & ſon corſelet : ſon ventre eſt de couleur bleuâtre plombée ; il eſt gros, & ſe termine en pointe.

La troiſieme eſpece eſt le Pou du buſard. Ce Pou eſt très-grand ; il a quatre lignes de longueur ſur une ligne de largeur : fa couleur eft d'un brun clair, excepté le ventre qui eft jaunâtre ; cependant on y remarque un bord brun & une bande longitudinale de même couleur dans fon milieu : fa tête eft alongée, & terminée en devant par une fection droite, comme fi elle étoit coupée quarrément : fes antennes font très-courtes, & fes yeux font gros : fon corfelet eft un peu taillé en cœur, & a un rebord large : le ventre eft compofé de dix-neuf anneaux, eft oblong, & a fur les côtés un rebord brun. Ce Pou fe trouve ordinairement fur un grand oifeau aquatique, connu fous le nom de *Bufard* des marais, d'où on lui a donné le nom de *Pou du Bufard.*

La quatrieme efpece eft le Pou du moineau franc. Il eft long de trois quarts de ligne : fa tête eft groffe, luifante, de couleur fauve, avec les yeux noirs & les antennes courtes : fon corfelet eft étroit & de même couleur que la tête : le ventre eft ovale, un peu alongé, d'un blanc fale, diaphane, & qui laiffe entrevoir l'inteftin de l'animal, ce qui repréfente une tache noire : les bords du ventre de chaque côté font terminés par des points ou taches brunes rondes. On trouve cette eſpece entre les plumes du moineau franc. Lorſqu'il eſt jeune, il paroît tout blanc, à l'exception de la tache noire du milieu du ventre.

La cinquieme eſpece eſt le Pou du pigeon. Celui-ci eſt long, étroit, preſque filiforme, un peu plus large néanmoins vers la partie inférieure de ſon ventre : ſa tête eſt alongée en fuſeau, avec des antennes preſque auſſi longues qu'elle : ſon ventre eſt fort étroit du haut : ſon corps eſt d'un blanc jaunâtre, bordé des deux côtés d'une raie brune. Cette bordure eſt plus rougeâtre dans les jeunes, qui ont le corps tout blanc.

La ſixieme eſpece eſt le Pou du corbeau. Il eſt un des plus beaux, ſi cependant un Pou peut être un joli animal : ſa couleur dans le fond eſt griſe : ſa tête eſt petite & noire, & ſes antennes ſont courbées & recourbées en arriere, ce qui fait un effet aſſez ſingulier. Son col eſt court ; ſes pattes ſont auſſi courtes, tachetées de noir, ainſi que les antennes : le ventre eſt ovale, preſque rond, applati, de couleur cendrée, orné de chaque côté de huit bandes noires à la jonction des anneaux, ce qui fait une jolie bigarrure. Le corps de cet Inſecte eſt

fort dur , & on peut le preffer fortement
dans les doigts fans le tuer. On le trouve
fur le corbeau ordinaire entre les plumes de cet oifeau. Lorfque ce Pou eft
jeune, il eft blanc , avec une fimple rangée de points noirs de chaque côté du
ventre.

La feptieme efpece eft le Pou de din-
don. Les antennes de cet Infecte font
courtes : la tête eft applatie , arrondie
fur le devant , & forme par derriere des
angles aigus , prefque femblables à des
dents pointues : fon corfelet , figuré en
cœur , a des angles de chaque côté : fon
ventre eft compofé de huit anneaux ,
gris fur les côtés & blanc au milieu dans
toute fa longueur. On trouve cette efpece de Pou fur les dindons. Rhedi en
a trouvé de pareils fur l'épervier.

La huitieme efpece eft le Pou de la
poule, à ventre bordé de noir. Ses antennes font petites , & l'Infecte les tient
fouvent en mouvement : fa tête eft blanche , arrondie en devant : fon corfelet
eft large & anguleux , ou pointu fur les
côtés : le ventre eft applati & finit en
pointe mouffe ; fes bords font noirs ;
mais le milieu eft blanc & tranfparent ,
excepté une tache noire qui fe trouve

vers le corselet, & qui n'est autre chose que le cœur de l'Insecte, qui paroît à travers les membres. On trouve ce Pou sur les poulets, de même que le suivant.

La neuvieme espece est le Pou de la poule, à tête & corselet pointu des deux côtés. Ses antennes sont fort courtes : sa tête est d'une forme assez singuliere ; elle est arrondie en devant, & représente une espece de croissant, dont les angles ou pointes regardent le corselet : celui-ci est court, large, armé de chaque côté d'une pointe droite, aiguë & saillante : le ventre est alongé & composé de huit anneaux : tout le corps est parsemé de quelques poils gris. Cet Insecte est plus petit que le Pou ordinaire, & se trouve sur les poules.

Il y a encore une infinité d'autres especes de Poux ; mais comme ils ne se trouvent pas sur les animaux domestiques, nous n'en parlerons pas ici. Le vrai remede pour garantir les dindons & les poules des Poux, c'est de nettoyer & décroter tous les matins les bâtons sur lesquels ils ont passé la nuit, & de renouveller aussi toutes les semaines la paille ou le foin qu'on aura mis dans les nids des poules & poulets. A l'égard des

Poux des bœufs, le meilleur remede c'est de bouchonner souvent ces animaux, & de les laver avec de la lessive; de les faire souvent baigner, d'entretenir leurs étables propres; & en cas que cela ne suffise pas, d'avoir recours à l'onguent Napolitain, ou aux autres ingrédiens qui ont été indiqués ci-dessus pour détruire le Pou de l'homme.

CHAPITRE III.

De la Puce.

LA Puce est un genre d'Insecte aptere, c'est-à-dire, sans aîles; mais en revanche il a six pieds qui lui servent à marcher & à sauter. On ne connoît dans le genre des Puces qu'une seule espece. Elle s'attache aux hommes, & sur-tout aux enfans & aux femmes. Cet Insecte est très-petit, ovipare, de couleur brune: sa tête est presque ronde: sa bouche est armée d'une trompe aiguë, longue, cannelée, & très-propre à piquer & à sucer le sang, dont il se nourrit: sa poitrine est cuirassée, & son

ventre est gros : sa tête est en quelque
façon semblable à celle de la sauterelle
commune : ses yeux sont très - noirs,
ronds & brillans : on remarque sur son
front deux petites cornes qui ont six
nœuds velus : à côté de la bouche &
de l'aiguillon sortent les pieds de devant, qui se replient sur trois articulations ; ils sont hérissés d'épines, & garnis de deux crochets qui servent de
mains à cet Insecte. De la poitrine naissent les autres pieds également épineux :
ceux de derriere sont fort musculeux &
les plus longs ; ils servent à la Puce
pour sauter : les crochets des pieds sont
tous élevés en haut : il y a sur le dos six
écailles dures & fermes ; il s'y trouve
aussi des épines ou des poils : le ventre
est sillonné ou un peu velu. Cet Insecte,
grossi à la loupe, présente une figure
terrible.

De tous les Insectes sans aîles la Puce
est la seule qui se métamorphose, & qui
ne sort pas toute formée, ou d'un œuf,
ou du ventre de sa mere. Elle pond
d'abord de petits œufs, qui s'attachent
à la base des poils des animaux par une
matiere gluante dont ils sont enduits ;
quelquefois elle se contente de les mettre
dans

dans les endroits où les animaux vont se coucher, ou sur des couvertures de lit. De ces œufs éclosent, au bout de quatre ou cinq jours, de petites larves longues, à plusieurs pattes, composées d'anneaux, & semblables à de petits vers bruns, dont le corps est garni de quelques poils longs, mais en petite quantité : les larves viennent sur les animaux, cachées entre leurs poils. L'espece de crasse que fournit la transpiration leur sert de nourriture ; on peut aussi les nourrir dans des boîtes avec des Mouches dont elles sont fort friandes. Elles sont petites, vives, agiles, & rampent comme des Chenilles.

Lorsqu'elles sont parvenues à leur grandeur, au bout de douze ou quinze jours, elles forment de petites coques blanches en dedans comme du papier, sales en dehors & couvertes de poussiere. Dans ces coques sont renfermées les nymphes ou chrysalides, qui sont d'abord blanches, & qui brunissent ensuite. C'est de ces nymphes que sort la Puce, ou l'Insecte parfait, après avoir subi les trois métamorphoses.

La Puce, par cet endroit, paroît s'écarter beaucoup de tous les Insectes de

D

ſa famille, dont elle ſe rapproche néanmoins par les autres caracteres. Elle pique fortement, ſur-tout les femmes &
les enfans, dont la peau plus tendre &
plus délicate ſemble l'attirer davantage,
& elle ſaute avec beaucoup d'agilité.

Les merveilles que quelques Auteurs
rapportent à ſon ſujet, ſervent à juſtifier
également ſa force prodigieuſe & l'a-
dreſſe ſurprenante de quelques ouvriers,
qui ont ſu l'enchaîner & l'atteler à de
petits charriots. Au rapport de Mouffet,
un nommé Mark, Anglois, avoit fait
une chaîne d'or de la longueur du doigt,
avec un cadenas fermant à clef ; une
Puce attachée à cette chaîne la tiroit
avec facilité, & le tout, y compris le
petit animal, peſoit à peine un grain.
Hoock raconte un fait encore plus ſur-
prenant. Un ouvrier Anglois avoit conſtruit en ivoire un carroſſe à ſix chevaux,
un cocher ſur le ſiege avec un chien
entre ſes jambes, un poſtillon, quatre
perſonnes dans le carroſſe, & deux la-
quais derriere : tout cet équipage étoit
traîné par une Puce. Lémery dit avoir
vu une Puce de médiocre groſſeur en-
chaînée à un petit canon d'argent qu'elle
traînoit. Ce canon étoit long comme la

moitié de l'ongle, gros comme un ferret d'aiguillette, creux, mais pesant quatre-vingts fois plus que la Puce; il étoit soutenu de deux petites roues; en un mot, il avoit exactement la figure d'un canon dont on se sert à la guerre. On y mettoit quelquefois de la poudre à canon, & on l'allumoit, sans que la Puce en parût épouvantée. Sa maîtresse la gardoit, dit-il, dans une boîte veloutée qu'elle portoit dans sa poche, & elle la nourrissoit aisément en la mettant tous les jours un peu de temps sur son bras, d'où la Puce suçoit quelques gouttes de sang, sans se faire presque sentir. L'hiver la fit mourir, quoiqu'elle fût gardée bien chaudement.

La Puce incommode fort les chiens & les chats, sur-tout en été & en automne. Il s'en trouve une quantité dans les nids d'hirondelle de rivage; les rats en sont toujours couverts; & l'endroit où la Puce a mordu est toujours rouge. Cet Insecte ne s'attache jamais aux personnes mortes, ni aux épileptiques, ni aux moribonds, parce que leur sang est corrompu pour lui.

Lorsqu'une Puce veut sauter, elle étend ses six jambes en même temps, &

ses différens articles venant à se déban-
der ensemble , font autant de ressorts
qui , par leur propriété élastique , lui
font faire un saut si prompt , qu'on la
perd de vue : elle saute souvent deux
cents fois la hauteur de son corps.

Si on en croit Ovington , il se trouve
près de Surate un Hôpital fondé en faveur des Puces , Punaises , & autres vermines qui sucent le sang humain. Il faut,
pour les nourrir, trouver un homme qui
veuille bien se livrer à leur voracité:
on soudoie pour l'ordinaire un pauvre,
qui se vend pour une nuit , & laisse sucer son sang : on l'attache nud sur un lit
dans la salle du festin où ces Insectes
se trouvent rassemblés. Au surplus , le
soin que les Indiens prennent des Puces,
quoique extravagant & contraire à l'hu-
manité , est une suite de leur croyance
à la métempsycose.

On trouve dans les Auteurs plusieurs
recettes pour se débarrasser de ces Insectes : nous en allons rapporter ici quelques-unes.

1°. On fait une décoction de tribule
terrestre , ou de persicaire , ou de coloquinte , ou de ronce , ou de feuilles de
choux , & on en répand dans la maison.

Ces remedes, au rapport d'Alexis Pié-
montois, chaffent les Puces, & les font
mourir.

2°. Arnauld de Villeneuve prétend
que fi on frotte un petit bâton avec de
la graiffe de hériffon, & fi on le plante
au milieu de la chambre, toutes les Puces s'y attacheront & mourront.

3°. On rapporte que fi on arrofe la
chambre avec différentes eaux compofées, on parvient auffi à fe débarraffer
de ces animaux. On prend pour ces ar-
rofemens, 1°. de la leffive & du lait de
chevre mêlés enfemble; 2°. une décoction de lupin & d'aluine; 3°. une décoction d'aluine, de feuilles de pêcher,
de verveine & de coriandre; 4°. de l'eau
en affez grande quantité pour pouvoir y
fondre une livre de couperofe; 5°. une
diffolution de fublimé corrofif à la dofe
d'une once dans un feau d'eau, qu'on
fera bouillir pendant un quart d'heure:
on répete quatre jours de fuite cet ar-
rofement; 6°. enfin, une décoction de
rhue mêlée avec de l'urine de jument.

On affure, en quatrieme lieu, que
rien n'eft plus propre pour faire mourir les Puces, que l'onguent mercuriel avec le foufre & les autres dro-

D iij

gues dont on fe fert pour guérir la gra-
telle.

5°. On met fous le lit une claie couverte de crotins de cheval. La raifon
fans doute qui a engagé d'indiquer ce
remede, c'eft qu'on prétend que le fumier & l'urine du cheval font fuir les
Puces ; mais cette affertion paroît un
peu trop vague ou mal circonftanciée :
car nous avons été témoins plufieurs fois
qu'après avoir mis dans un mannequin,
fous un lit, du fumier de cheval, &
même du crotin feul, les Puces n'en
étoient que plus incommodes & même
plus nombreufes. D'ailleurs, le Rédacteur
du nouveau Dictionnaire Economique
dit encore, qu'il connoît une maifon où
les chiens de chaffe, attachés dans une
écurie où il y a au moins fix chevaux,
étoient tout couverts de Puces en 1763,
où ces Infectes furent effectivement très-
nombreux à Paris, de même que dans
plufieurs Provinces de France. La recette cinquieme que nous venons de rapporter, ne mérite donc pas qu'on y faffe
attention.

6°. On parfume auffi pour cet effet fa
chambre avec du ferpolet ou du pou-
liot.

7°. On met de la tanaifie autour du lit & entre les matelas.

8°. On frotte les bois du lit avec une décoction de feuille d'aune.

9°. On lit encore dans Alexis, que pour faire mourir les Puces & Punaifes, il faut prendre aluine, rhue, aurone, farriette, feuilles de noyer, fougere, lavande, coriandre verte, l'herbe aux Puces, dite *pfyllium*, anagyris ou bois puant, & mettre quelques-unes de ces plantes fous la courte-pointe; ou bien les faire cuire dans du vin fcillitique, & en arrofer la couverture.

10°. On prétend qu'on fe préfervera de Puces & autres vermines, en met-tant entre les draps & la couverture une peau de loup paffée en mégie, en obfer-vant que le poil foit du côté des draps pendant l'hiver, & la peau en été. Ce même fecret garantit en même temps du froid pendant l'hiver, & du chaud pendant l'été.

11°. On dit encore que fi l'on fufpend de la conyfe dans une chambre, toutes les Puces vont s'y attacher, & que pour-lors il eft facile de les détruire.

Pour faire mourir les Puces d'un chien ou d'un chat, on prend une quantité d'abfynthe ; on la fait bouillir dans de l'eau l'efpace d'une heure & demie ; on la tire enfuite de deffus le feu : lorf-qu'elle eft froide , on prend l'herbe , on en frotte le chien à contre-poils, & on le lave avec cette eau.

Un Cultivateur de Nuremberg eft parvenu à délivrer les plantes des Pu-ces de terre par le moyen fuivant, qui eft bien fimple. Il prend pour cet effet de la pouffiere ordinaire paffée au ta-mis, & tous les jours il en faupoudre les végétaux de bon matin, avant que l'ardeur du foleil ait féché la rofée. Cette précaution , comme on le re-marque très - judicieufement, eft fur-tout néceffaire dans les temps de pluie, où les Infectes font plus voraces.

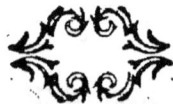

CHAPITRE IV.

De la Fourmi.

CET Infecte a beaucoup de caracteres
communs avec les guêpes & les abeilles;
mais il en a deux qui lui font propres &
effentiels : le premier & le principal confifte dans cette petite écaille relevée qui
fe trouve précifément entre le corfelet
& le ventre, à l'endroit où ces deux
parties fe tiennent par un pédicule mince
& court. Cette écaille fe trouve dans
toutes les efpeces de Fourmis, dans tous
les individus, foit mâles, foit femelles,
foit dépourvus de fexe ou mulets. L'autre caractere n'eft pas fi diftinctif; il ne
fe voit qu'en comparant ces dernieres
Fourmis aux autres. Les mâles & les
femelles font aîlées; mais il y a des Fourmis ouvrieres, des Fourmis dépourvues
de fexe, qui n'acquierent jamais d'aîles:
ce caractere eft particulier à cette Fourmi;
mais pour s'en appercevoir, il faut fuivre ces Infectes avec attention : au lieu
que le premier caractere fe trouve dans

D v

toutes les Fourmis, dans tous les âges, dans tous les fexes, & ne fe trouve que dans la Fourmi feule. On diftingue donc de trois fortes de Fourmis, les mâles, les femelles, & les ouvrieres, qui n'ont point de fexe. Ces Fourmis vivent en fociété, & forment une compagnie nombreufe : les mâles & les femelles ont des aîles, & les ouvrieres n'en ont point ; elles n'en acquierent même jamais, quoique plufieurs Naturaliftes penfent le contraire.

Les mâles font de toutes les Fourmis les plus petites ; ces mâles, outre leur petiteffe, font très-reconnoiffables par la groffeur de leurs yeux, qui eft confidérable, proportionnellement au refte du corps : ils font de plus aîlés. Les femelles, auffi aîlées, font au contraire très-grandes & très-groffes ; elles furpaffent de beaucoup toutes les autres Fourmis: mais leurs yeux font plus petits relativement à ceux des mâles. Les ouvrieres tiennent le milieu pour la groffeur entre ces deux efpeces; elles ont les mâchoires plus grandes que les unes & les autres, & elles font dépourvues d'aîles. On ne rencontre dans les fourmillieres, pour l'ordinaire, que les ouvrieres &

les femelles : celles-ci s'y rendent pour
déposer leurs œufs ; les mâles voltigent
aux environs, & vont s'accoupler avec
les femelles qui voltigent aussi : mais
rarement s'approchent-ils de l'habitation
commune, ou, pour mieux dire, du quar-
tier général. On les trouve presque toujours, le soir en été, voltigeans tout accouplés avec leurs femelles : ces dernieres en volant emportent en l'air les mâles avec elles ; & ceux qui ignorent cette
circonstance sont surpris, en les attra-
pant au vol, de voir qu'au lieu d'un
Insecte on en a saisi deux, dont l'un est
infiniment petit par rapport à l'autre ,
qui est cinq ou six fois plus gros que
lui.

On a débité beaucoup de faits fabu-
leux au sujet des Fourmis ; nous ne nous
y arrêterons pas ici : nous n'exposerons
que des faits certains & bien constatés.
Ces petits Insectes habitent pour l'ordinaire des trous souterreins , qu'ils creu-
sent volontiers au pied d'un arbre ou
d'un mur, dans un terrein ferme & sec ;
c'est ce qu'on nomme *Fourmilliere.* L'entrée de cette habitation est un peu cein-
trée & voûtée , soutenue par des racines d'arbres ou de plantes , qui empê-

chent en même temps l'eau de pénétrer
dans cette ouverture. Il se trouve quelquefois deux ou trois entrées pour une
seule demeure ; elles conduisent à une
cavité souterreine enfoncée souvent d'un
pied & plus en terre, assez large, irréguliere en dedans, mais sans aucune sé-
paration ni galerie : c'est dans cette ouverture que les Fourmis se retirent, elles
s'y mettent à l'abri. Une cavité aussi
grande a dû nécessairement coûter beaucoup de peines & de travaux à des Insectes aussi petits ; ils ne peuvent détacher à la fois qu'une petite molécule de
terre , & l'emporter ensuite dehors à
l'aide de leurs mâchoires : mais le nombre des ouvrieres supplée à leurs forces
& à leur grandeur ; elles travaillent toutes à la fois, & ont grand soin de ne pas
s'incommoder ni de s'embarrasser. Elles
se partagent en deux bandes : l'une est
celle des Fourmis qui emportent la terre
dehors , l'autre bande est celle des Fourmis qui entrent pour travailler ; par conséquent l'ouvrage ne discontinue pas. Les
Fourmis ouvrieres sont les seules qui sont
chargées de ce travail pénible ; car les
mâles & les femelles ne font rien : elles
sont encore chargées en outre de l'édu-

cation des petites. Quand la fourmilliere eft une fois conftruite, les Fourmis s'y retirent le foir, & elles commencent féulement pour-lors à manger : pendant tout le temps que dure la conftruction de l'édifice, aucune ne penfe à fa fubfiftance ; mais les travaux finis, elles vont toutes à la picorée ; elles mangent de tout, fruits, grains, Infectes morts, &c. Rien n'eft plus curieux que de voir l'empreffement avec lequel ces Infectes fe chargent, les uns d'un pepin de fruit, les autres d'un moucheron mort ; ils fe nourriffent même quelquefois plufieurs enfemble fur une carcaffe de hanneton ou d'autres Infectes ; ils mangent ce qui ne peut s'en enlever, & tranfportent au foyer ce qui en refte pour le partager entr'eux & les petits : car les Fourmis confomment tout entr'elles fur-le-champ, & ne mettent rien en réferve ; on trouve tout au plus dans le fouterrein quelques reftes qui n'ont pu être mangés tout de fuite ; encore l'emportent-elles promptement dehors, dès que la fermentation commence à fe faire.

Il n'eft pas permis à toutes les Fourmis de courir çà & là à l'aventure pour chercher de la nourriture ; quelques-unes sont chargées de battre l'estrade & d'aller à la découverte : sur leur rapport, tout le peuple se met en campagne pour aller donner l'assaut à une poire bien mûre , à un pain de sucre , ou à un pot de confiture; on court du jardin à un troisieme étage pour parvenir à ce pot : c'est une carriere de sucre, c'est un Pérou qu'on a découvert ; mais pour y aller & pour en revenir la marche est réglée : tout le monde a ordre de se rassembler par un même sentier; ces ordres sont moins séveres & il y a liberté de courir quand elles trouvent du gibier à la campagne. Les pucerons verds, qui gâtent une infinité de fleurs, & qui recoquillent les fleurs de pêchers & de poiriers , jettent autour d'eux par l'extrémité de leurs corps une liqueur miellée , que les Fourmis recherchent avec avidité : car elles n'en veulent ni à la plante ni aux pucerons. Ceux-ci font souvent à nos arbres tout le mal que l'on met sur le compte des Fourmis, & ils leur attirent une persécution aussi injuste que cruelle.

La nourriture & le soin des petits sont pour les Fourmis des affaires d'Etat; ces Insectes ressemblent en cela aux abeilles

& à beaucoup d'autres : elles ne travaillent même avec tant d'ardeur & d'activité que pour la propagation de leurs
eſpeces. Les femelles aîlées dépoſent
leurs œufs dans la fourmilliere ; c'eſt
pour cette raiſon qu'on les trouve mêlées avec les ouvrieres , quoiqu'en bien
plus petite quantité ; on les y voit ſur-
tout dans le fort de l'été , au temps de
la ponte : dans les temps froids il ne s'y
en trouve aucune ; la fourmilliere n'eſt
pour-lors habitée que par des ouvrieres
qui n'ont point d'aîles. Les Fourmis femelles n'ont d'autres occupations que
de dépoſer leurs œufs ; elles en laiſſent
tout le ſoin aux ouvrieres. Les œufs
qu'elles dépoſent ſont d'abord blancs ,
petits & preſque imperceptibles ; il en
ſort au bout de quelques jours une larve
blanche , ſemblable en tout à un vermiſ-
ſeau. Cette larve groſſit beaucoup ; elle
ſurpaſſe même en groſſeur les Fourmis.
On appelle improprement dans le vulgaire les larves , *œufs de Fourmis :* les
ouvrieres s'attachent avec ſoin à leur
conſervation ; elles ont l'attention de les
apporter , vers le milieu du jour pendant
la chaleur , à l'entrée de leurs ſouter-
reins pour leur faire ſentir l'influence

de l'air doux : lorsque la nuit approche, elles les reportent au fond de la fourmilliere pour les garantir du froid. C'est un vrai plaisir de voir les Fourmis porter ces larves, sans néanmoins les blesser : elles n'ont pas moins de soin pour les nourrir. Dès qu'elles ont été à la picorée, la premiere chose qu'elle font, c'est d'en donner à leurs petits, & elles ne commencent à manger que quand les larves ont eu suffisamment de nourriture. Lorsque la vitaille est rare, elles donnent entiérement aux larves ce qu'elles en ont, & elles font diete ; aussi ces larves si bien nourries croissent-elles à vue d'œil.

Ces larves parvenues à leur grosseur se changent en nymphes : dans les commencemens ces nymphes sont molles, presque fluides, & enveloppées d'une peau blanche qui a l'apparence d'une pellicule ; quand elles se fortifient & qu'elles prennent de la consistance, cette peau qui paroissoit remplie de fluide, se colle & s'applique sur les différentes parties des nymphes, qui deviennent pour-lors toutes reconnoissables, & qui représentent parfaitement celles des Fourmis. Les ouvrieres n'ont pas moins de soin pour

les nymphes que pour les larves, excepté
ſeulement qu'elles ne leur donnent pas
à manger. Lorſqu'elles ſont parvenues à
leur perfection , elles quittent leur enveloppe & deviennent Inſectes parfaits ,
c'eſt-à-dire, Fourmis aîlées, ſi elles ſont
mâles & femelles ; & ſans aîles, ſi elles
ſont du nombre des ouvrieres.

L'accouplement des mâles & femelles
ne ſe fait pas dans la fourmilliere, ainſi
que nous l'avons obſervé , mais dans
l'air ; & la famille féconde ne va dans
la fourmilliere que pour y dépoſer ſes
œufs. La copulation faite , tous les mâles périſſent, de même que la plus grande
partie des femelles , & au commencement de l'hiver on ne trouve preſque
que des ouvrieres. C'eſt dans cette ſai-
ſon rigoureuſe que celles-ci ſe renferment dans leur ſouterrein ; elles y reſtent engourdies ſans aucun mouvement,
& y ſont entaſſées les unes ſur les autres. Dès que les premieres chaleurs du
printemps ſe font ſentir , elles commencent à ſe réveiller de leur état léthargi-
que , & elles ſortent de leur retraite pour
aller jouir de l'air & chercher des alimens.

Ces Inſectes ont un très-grand nombre

d'ennemis. Le fourmillon en fait une très-jolie chasse ; les oiseaux de diffé-rentes especes en font le plus souvent leur nourriture, de même que beaucoup d'autres Insectes : les faisans & les per-drix s'en nourrissent lorsqu'ils sont jeu-nes. On ne peut s'empêcher d'admirer ici la sagesse du Créateur, qui n'a créé une multitude si prodigieuse de Four-mis, que pour que les oiseaux ne man-quassent pas de nourriture.

Quand les Jardiniers veulent se défaire des Fourmis qui montent après les arbres, ils mettent dans une bouteille de l'eau & du miel, & ils suspendent cette bou-teille aux arbres que les Fourmis atta-quent : l'odeur du miel attire ces Insec-tes, ils entrent dans la bouteille & s'y noyent pour la plupart. Mais comme le miel dépose par sa pesanteur, & comme l'eau froide qui le surnage empêche que les corpuscules s'en exhalent, on fera bien de mêler exactement le miel avec l'eau, en les faisant bien bouillir ensem-ble avant de les mettre dans la bouteille, qu'on ne remplit qu'à moitié. Par ce moyen on attire plus facilement les Fourmis, & on les détruit plus promp-tement : on peut même multiplier le nombre des bouteilles, suivant qu'on le juge nécessaire.

Les Gens-d'office ont un moyen bien simple pour chasser ces Insectes. Dès qu'ils s'apperçoivent que les Fourmis en veulent à leurs confitures, soit seches, soit liquides, ils placent autour du marc de café bouilli & desséché, ce qu'ils renouvellent même de temps en temps. Ce marc est, dit-on, ce qu'il y a de plus propre à éloigner ces Insectes.

Quelques Agriculteurs & Jardiniers ont une méthode bien singuliere pour détruire ces Insectes dans leurs jardins. Ils y transportent un grand nombre de grosses Fourmis de l'espece de celles qui se trouvent pour l'ordinaire dans les bois : il regne entre les Fourmis de bois & celles de jardins une si forte antipathie, que lorsque ces animaux habitent les mêmes lieux, ceux de la grosse espece se rassemblent en corps, vont attaquer leurs ennemies, & ne cessent de les combattre que lorsqu'ils les ont entiérement détruites. Mais ces grosses Fourmis victorieuses ne font aucun mal aux arbres, ainsi qu'on l'a observé ; il est par conséquent avantageux pour un jardin fruitier de les voir remplacer les

Fourmis de la petite espece, contre lesquelles on est si prévenu.

Il y a encore un expédient plus sûr que tous ceux que nous avons rapportés pour détruire une fourmilliere; c'est de piler de l'arsénic, de le mettre en poudre, & de le mêler, soit avec du froment, soit avec d'autres grains : dans peu de temps toutes les Fourmis disparoîtront; elles seront même pour-lors empoisonnées.

Un secret encore plus simple pour se défaire de ces Insectes, c'est de jetter dans la fourmilliere, après avoir détruit la butte, une chaudiere d'eau bouillante; ce qu'on réitere pendant deux ou trois jours de suite, pour qu'aucun de ces pillards ne puisse s'échapper. On ne pratique cette opération qu'après le soleil couché, lorsque ces Insectes sont entiérement retirés dans leur fourmilliere, & s'il se peut même avant que leurs œufs soient éclos. Il y a des personnes qui mettent encore au pied des arbres qui en sont infectés, de la lie de vin ou des excrémens humains; c'est, dit-on, un excellent fumier pour les arbres, & les Fourmis n'y tiennent pas.

M. Descombes, dans son *Ecole du*

Jardin potager, aſſure n'avoir pas trouvé de meilleur remede contre les Fourmis, que de frotter des feuilles de papier avec du miel, & de les étendre aux environs de la fourmilliere : les Fourmis couvrent bientôt ce papier, qu'on leve habile-ment par les quatre coins, pour le jet-ter dans un bacquet d'eau : on remet enſuite de l'autre papier ſemblable.

On a encore la méthode, dans quel-ques endroits, de mettre dans la four-milliere un os à demi décharné ; il eſt couvert dès l'inſtant même de Fourmis : on le trempe dans l'eau pour noyer ces Inſectes ; après quoi on le replace dans la fourmilliere, ce qu'on continue juſ-qu'à ce que toutes les Fourmis ſoient entiérement détruites. De l'origan & du ſoufre brûlés enſemble à l'entrée du trou des Fourmis, les font périr. Ou bien, une demi-heure avant le coucher du ſo-leil, on couvre la fourmilliere avec de la paille humide, & on y met le feu ; les Fourmis ſont à l'inſtant ſuffoquées par cette fumée : on répand enſuite de la ſuie, de la chaux & des cendres ſur l'endroit, & on mêle bien le tout avec de la terre. Il n'y reparoîtra plus ni an-ciennes ni vieilles Fourmis.

M. Stenaicher, Etudiant en Médecine
à Paris, a inventé un nouveau moyen
de ramasser les Fourmis pour les différens usages auxquels on peut les employer dans les Pharmacopées. On en-
terre, suivant cette méthode, un bocal
de verre, semblable à ceux où l'on met
les pêches & autres fruits confits à l'eau-
de-vie, tout près de la fourmilliere, &
on observe que le bocal soit de niveau
avec le terrein ; on y verse ensuite un
peu d'esprit-de-vin : les Fourmis qui
sont habituées à tenir la même route,
rodent autour du perfide vaisseau ; l'o-
deur de l'esprit-de-vin les engage & les
fait tomber au fond du vase. C'est en
vain que ces Insectes tâchent de remonter, les rebords du bocal les empêchent ;
dans moins d'une petite heure la fourmilliere se trouve détruite & le bocal à
demi rempli. Les Pharmaciens Allemands
ont une méthode bien plus longue pour
se procurer de ces Insectes. Ils appuient
une canne contre la fourmilliere ; elle
se trouve bientôt couverte de ces petits
animaux, qu'ils font ensuite tomber
avec une petite baguette dans un petit
pot bien vernissé, pour s'en servir suivant leurs différens procédés.

La méthode qu'on emploie en Allemagne pour empêcher les Fourmis de
monter fur les arbres , eft bien fimple.
Vous prenez une petite quantité d'huile
la plus commune que vous pourrez trouver ; vous y délaierez du charbon mis
en poudre impalpable; vous en formerez
une efpece de pâte , avec laquelle vous
ferez un cercle autour de l'écorce de la
tige de l'arbre , à quelques pouces de
terre ; vous faupoudrerez enfuite cette
craffe avec du charbon pilé : aucune
Fourmi n'ofera franchir ce terrible obftacle.

M. Cadet le jeune, convaincu de l'in-
fuffifance des moyens mis en ufage depuis Hérodote & Pline jufqu'à nos jours,
pour parvenir à la deftruction des Fourmis , & préfumant que la Chymie en
pouvoit fournir d'efficaces , s'eft occupé
de cet objet. Le caractere entiérement
acide de la Fourmi a fait préfumer à ce
Chymifte que les alkalis , fur-tout l'alkali volatil, pourroient attaquer la com-
pofition intime de la Fourmi, lui enlever le principe le plus effentiel à fa
conftruction , & par conféquent la faire
périr.

M. Cadet voulant confirmer cette

théorie, a mis une demi once de Fourmis dans une cucurbite de la continence
de deux pintes, y a suspendu un coton
imbibé d'alkali volatil : à peine l'appa-
reil a-t-il été bouché, que l'intérieur du
vaisseau a été rempli d'une vapeur blanche & si considérable, que les Fourmis
ont précipitamment gagné le fond, &
perdu en un clin-d'œil toute leur activité ; qu'enfin en moins de dix secondes
elles ont péri. En débouchant le vaisseau,
on voit s'élever une fumée abondante,
peu coërcible & neutralisée, c'est-à-dire,
qu'on ne distingue plus l'odeur de l'alkali volatil, ni celle qui est propre à la
Fourmi. Ce phénomene en rappelle un
connu de tous ceux qui sont initiés en
Chymie ; savoir, l'approche de deux
flacons débouchés, contenant l'un un
acide, l'autre un alkali : éloignés l'un
de l'autre, ils ne produisent aucun effet;
en les rapprochant, on voit une vapeur
blanche s'élever & entourer l'orifice des
deux flacons : preuve bien sensible de la
grande affinité de ces deux substances.
MM. Mitouart, de Machy, Pia, Bayen,
Parmentier & Dreux se sont associés à
ce travail avec M. Cadet ; ils avoient
promis de faire part au Public des nouvelles

velles expériences qu'ils auroient faites à ce sujet, ce qu'ils n'ont pas encore fait jusqu'à ce jour.

Un moyen qu'on dit encore très-efficace pour leur destruction, consiste à faire une forte décoction de feuilles de noyer, hachées dans un grand chaudron. Lorsque la décoction est froide, on arrose la fourmilliere, après l'avoir renversée ; & on réitere cette manœuvre deux ou trois fois, s'il est nécessaire.

Un Georgiphile Allemand a essayé, pour détruire les fourmillieres des jardins, de frotter de syrop l'intérieur de plusieurs vases ou pots de fleurs, après avoir bouché le trou du fond ; il a placé ces pots au-dessus des fourmillieres qu'il avoit reconnues. Chaque jour il a éloigné les pots d'un pied & demi des fourmillieres ; l'odeur du syrop, comme il l'a observé, attiroit les Fourmis ; elles suivoient le pot, & en peu de jours il trouvoit dans son piege plusieurs milliers de ces Insectes, qu'il détruisoit en versant au dedans de l'eau bouillante. Ensuite il replaçoit le pot sur la fourmilliere, & recommençoit l'opération, jusqu'à ce qu'il n'en vît plus sortir de Fourmis : par ce moyen, il est parvenu

E

à exterminer entiérement ces Insectes.
Il n'en vit plus reparoître dans ses jardins, quoique les possessions voisines en
fussent remplies.

Dans nôtre *Nature considérée*, année
1779, nous avons rapporté un moyen
pour détruire ces Insectes lorsqu'ils s'attachent aux arbres. Il ne s'agit que de
faire laver l'arbre avec une lessive de
cendres de bois, après avoir fait couper toutes les feuilles, jusqu'à ce qu'il
ne reste plus rien de la matiere gluante ;
& lorsque les Fourmis se forment un
clapier au pied de l'arbre, on le fait
couvrir des cendres de la lessive à la
hauteur d'un pouce.

Des Agronomes de différentes Provinces de l'Empire Russe ont enfermé
dans des fourmillieres des entrailles de
poisson ; cela a fait périr les Fourmis. Il
est de fait que tous les arbres frottés
avec un morceau de drap ou un linge
imbibé du suc de poisson, ont été préservés de l'approche des Fourmis. L'odeur de ce suc fait fuir ces Insectes, &
ils périssent, lorsqu'ils le respirent de
trop près.

CHAPITRE V.

Du Ciron.

C'EST un Insecte qui s'insinue entre l'épiderme & la peau de l'homme. Il est de la grosseur d'une lente : sa figure est ronde, difficile à distinguer , même avec le secours d'un microscope, tant elle est petite. Son corps , insécable en apparence, est néanmoins composé de douze anneaux, dont le premier est sa tête. Cet Insecte fixe quelquefois son séjour dans les pustules de la gale , dans celles qui sont occasionnées par la petite-vérole & à la suite de longues maladies, ou dans les dents cariées. Il cause des démangeaisons très-incommodes. C'est par le moyen de ses pieds de devant qu'il fait des sillons sous la peau comme les taupes en tracent sous terre. Il naît non-seulement aux pieds , mais encore aux mains. Si on en croit Swammerdam, le Ciron sort tout formé de son œuf ; il fait naître des vessies dans les endroits où il se trouve, & suit les rides de la peau. Tantôt il se repose , tantôt

E ij

il ne femble travailler que pour occa-
fionner des démangeaifons avec prurit.

Pour fe débarraffer de ces fortes d'Infectes, il faut laver l'endroit du corps
qui en eft infecté avec une diffolution
d'alun dans de l'eau claire, ou avec
une décoction de feuilles d'aurone, d'ar-
moife & de noyer dans du vinaigre
bien fort; ou bien même encore avec
une décoction de ciguë. On peut encore parfumer (& cet expédient n'eft
pas des moins efficaces) les parties infectées de fumée de foufre : en un mot,
toutes les odeurs fortes & pénétrantes
détruifent cet Infecte. L'homme n'eft
pas le feul individu du regne animal
qui foit expofé aux Cirons, les autres
animaux en ont encore de particuliers.

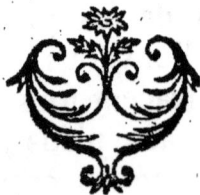

CHAPITRE VI.

De l'Araignée.

L'ARAIGNÉE est un Insecte qui a un corps composé de deux parties, tenant ensemble par un étranglement fort mince. La partie extérieure fait l'office de la tête & du corselet, & la partie postérieure est le ventre de l'animal. Ses yeux, ses antennes & sa bouche sont placés antérieurement à la première de ces parties : les yeux sont au nombre de huit, différemment rangés suivant les especes ; ils sont lisses, brillans comme du jais ou du verre, & tout-à-fait immobiles. Sa bouche consiste dans deux fortes tenailles terminées par des especes de griffes fort aiguës, dont la pointe est dirigée en bas : ces tenailles ou griffes sont mobiles & se remuent aisément de haut en bas, & même de droite à gauche. C'est avec ces instrumens que l'Araignée saisit, pince & tue sa proie ; ces mêmes pointes lui servent aussi de bouche : quoique leur extrémité soit fort aiguë, elle est néanmoins percée

E iij

vers le bout , & le dedans des tenailles
est creux ; en sorte que l'Araignée suce
par-là les humeurs de la Mouche ou de
tel autre Insecte qu'elle a saisi.

A côté de cette bouche , devant les
yeux , se trouvent les antennes. Ces antennes sont composées de plusieurs pieces articulées ensemble , & ressemblent
beaucoup aux pattes ; elles sont seulement plus petites. Dans l'Araignée femelle elles sont plus longues & d'égale
grosseur par-tout ; mais dans le mâle
elles sont terminées par une derniere
piece plus grosse , qui forme une espece
de bouton. C'est dans ce bouton que
sont renfermées les parties de la génération du mâle ; il les porte en aigrette
sur sa tête , & il les met en action dans
l'instant de l'accouplement.

Le reste de la partie antérieure de
l'Araignée & son corselet sont tantôt lisses , tantôt couverts de poils , suivant les
especes, mais toujours munis d'une croûte
ferme & assez forte qui leur sert de peau.
C'est au-dessous de ce corselet que sont
attachées les pattes de l'Araignée. Ces
pattes sont au nombre de huit , & composées de trois pieces , la cuisse , la jambe
& le tarse , dont chacune est formée de

deux pieces : la plus courte se trouve près de l'origine ou de l'articulation de ces différentes parties ; la derniere de toutes, ou le tarse, est terminée par de petites griffes ou ongles recourbés, avec lesquels l'Araignée se tient & court sur sa toile.

Le ventre ou l'autre partie du corps de l'Araignée est moins dure que son corselet. C'est au haut de cette partie en-dessous que se trouve la partie sexuelle dans les femelles, & qui consiste dans une espece de fente que l'animal dilate & entr'ouvre dans l'instant de l'accouplement. A l'extrémité du ventre, outre l'anus de l'animal, on apperçoit plusieurs mamelons les uns à côté des autres, souvent au nombre de six, qui, vus de près & à la loupe, paroissent composés de plusieurs autres plus petits. Ces mamelons sont les filieres des Araignées ; c'est par ces conduits qu'elles rendent la liqueur singuliere avec laquelle elles filent leurs toiles. On ne peut voir sans admiration l'industrie avec laquelle ces Insectes savent filer des toiles si adroitement travaillées, différentes néanmoins par leur forme & leur contour suivant les especes. M. Clerck,

E iv

Auteur Suédois, a publié un Traité très-savant sur ces Insectes.

On tireroit beaucoup de profit de la toile des Araignées, s'il étoit plus facile de les nourrir, ou si on pouvoit plus aisément ramasser les coques de celles qui se trouvent aux fenêtres. M. Bon, premier Président de la Chambre des Comptes de Montpellier, en a fait faire des bas & des mitaines, qui étoient d'une couleur approchante du gris de souris. Trois onces de cette soie suffisent pour faire une paire de bas au plus grand homme, tandis qu'il faut sept à huit onces de soie de Vers pour faire des bas ordinaires.

Quand on veut élever des Araignées, afin d'en tirer de la soie dans les mois d'Août & de Septembre, on en choisit de grosses à jambes courtes, qu'on met dans des cornets de papier & dans des pots ; on couvre les pots d'un papier percé de trous d'épingle, aussi-bien que les cornets, afin de donner de l'air à ces Insectes : on leur donne des Mouches pour nourriture. Les Araignées font, au rapport de M. le Président Bon, leurs coques dans ces pots ou cornets. Treize onces de ces coques rendent presque quatre onces de soie nette.

M. de Réaumur, réfléchissant qu'il y auroit une impossibilité physique de pouvoir fournir des Mouches en aussi grande quantité qu'il en faudroit pour nourrir autant d'Araignées qu'en exigeroit une manufacture de cette espece de soierie , a fait différentes expériences pour connoître la nourriture qu'on pourroit substituer aux Mouches pour les Araignées : il a remarqué , par ses recherches , que les Araignées rebutent en général la nourriture végétale ; que les vers leur sont plus convenables ; qu'elles aiment sur-tout les jeunes plumes nouvellement arrachées & encore sanglantes. Il emploie en conséquence , pour leur nourriture , des plumes de pigeons jeunes & vieux ; il les divise en petits morceaux de demi-ligne ou d'une ligne de longueur. Les jeunes Araignées , surtout celles qui ne font que sortir de leurs coques , font fort friandes de cette nourriture ; mais ce seroit encore une grande difficulté de pouvoir ramasser de ces plumes en suffisante quantité. Le défaut de nourriture n'est pas le seul obstacle qui empêche d'en pouvoir éle-

E v

ver; le plus grand, c'est l'aversion qu'elles ont les unes pour les autres : les grosses dévorent le plus souvent les petites ; c'est-là précisément la cause de ce qui se trouve si peu d'Araignées, eu égard à leur fécondité.

Quand bien même on pourroit parvenir à nourrir des Araignées dans des loges séparées, ce qui exigeroit néanmoins beaucoup de soin & de dépense, on perdroit par-là l'avantage de leur fécondité, d'autant que ces Insectes ne font pas tous leurs œufs dans les mêmes mois de l'année, & qu'il est conséquemment impossible de connoître le temps où ils quitteront leur férocité naturelle pour s'accoupler.

Au reste, selon M. de Réaumur, les coques d'Araignées ne rapportent pas autant d'avantages qu'on se l'est imaginé, eu égard à celles des Vers-à-soie, & ne font pas non plus en aussi grande quantité. Cependant les Araignées des pays chauds peuvent donner plus de soie ; celles de l'Amérique & principalement de la Louisiane, dont les œufs ressemblent à ceux des pigeons, & dont la toile arrête les oiseaux, en fourniroient sans doute une plus grande quantité.

Nous ne parlerons pas ici de la maniere de préparer la soie des Araignées; nous réservons cet objet pour notre *Traité des Insectes utiles à l'homme.*

La plupart des hommes haïssent les Araignées ; les femmes sur-tout en ont tant d'horreur , que la seule idée d'une Araignée les fait souvent trouver mal. Cependant Albert le Grand assure avoir vû à Cologne une jeune fille qui cherchoit les Araignées le long des murs pour les manger. Cardan raconte la même chose d'une petite fille de trois ans , qui , quand on lui laissoit la liberté, prenoit des Araignées, & les mangeoit avec appétit ; cette nourriture , loin de lui être nuisible , l'engraissoit.

Hoffman, dans sa *Médecine raisonnée*, porte le défi à qui que ce soit de prouver, par aucun exemple, que l'usage intérieur des viperes , des Araignées, ou d'autres Insectes qui passent communément pour venimeux, ait causé la moindre incommodité à des corps bien sains. Et en effet , quoique beaucoup d'Insectes renferment en eux un sel caustique ennemi des nerfs, cependant il est très-certain que le mal qu'ils font au corps ne vient que de leur morsure ou piquure.

E vj

L'Araignée eft un des Infectes contre
lefquels on eft le plus prévenu. On dé-
bite dans chaque pays des hiftoires de
gens empoifonnés pour en avoir avalé
quelques-unes ; cependant M. de la
Hire fils a affuré à M. de Réaumur
avoir connu une Demoifelle qui mangeoit des Araignées, & qui, quand
elle fe promenoit dans les allées d'un
jardin, n'en voyoit aucune qu'elle ne
prît & ne croquât fur-le-champ.

La morfure des Araignées eft venimeufe & quelquefois mortelle ; on en
trouve plufieurs exemples répandus dans
différens Ouvrages. Le Docteur Reife-
lius rapporte qu'un homme ayant été
mordu au col par un Araignée, y fentit
d'abord de la démangeaifon ; que cette
démangeaifon fut bientôt fuivie d'une
inflammation, qui fe communiquant à
la poitrine, le fit périr le fixieme jour.

Le hazard a fait connoître un remede
fûr contre cette morfure. Auffi-tôt qu'on
eft piqué, il s'agit d'appliquer à l'inftant
fur la piquure une feuille de fauge fraîche : l'application de cette feuille ap-
paife auffi-tôt la douleur & diffipe
l'inflammation. Senert, dans fa *Médecine pratique*, vante le fuc de figuier ex-

primé fur la piquure ; d'autres confeillent de faire bouillir des feuilles de plan-
taín dans du vinaigre qui ne foit pas bien
fort , & d'en fomenter enfuite la partie
douloureufe.

CHAPITRE VII.

Du Coufin.

C'EST un petit Infecte connu de tout
le monde par fon bruit incommode qui
trouble quelquefois le repos de la nuit ,
& encore plus par fes piquures cruelles.
Swammerdam , Réaumur & plufieurs
autres Ecrivains ont décrit avec les plus
grands détails toutes les métamorphofes
du Coufin; ils en ont donné l'hiftoire
fort au long , ils l'ont même accompagnée de figures.

On trouve dans l'eau la larve de cet
Infecte, fur-tout dans celle qui eft dor-
mante & tranquille. Cette larve eft compofée de neuf anneaux en tout , fans
compter la tête. On remarque à celle-
ci deux yeux, deux mâchoires aiguës ,
& plufieurs aigrettes de poils. Le pré-

mier anneau qui suit la tête est beaucoup plus gros que les autres ; ceux qui
suivent sont plus petits , & vont toujours en diminuant de grosseur jusqu'au
dernier. De ce dernier anneau part un
tuyau long , évasé & frangé par le bout ;
c'est une espece de stigmate ou tuyau,
par lequel la larve du Cousin respire &
pompe l'air : il s'éleve vers la surface
de l'eau ; il y applique le bout frangé
de son tuyau, qui a une libre commu-
nication avec l'air extérieur , tandis que
le reste de son corps est plongé dans
l'eau , la tête en bas. Il reste souvent
très-tranquille dans cette posture ; & si
on l'examine sans agiter l'eau , on voit
de temps en temps ses excrémens sortir
de l'ouverture de l'anus , qui est au dernier anneau du côté opposé au tuyau :
mais dès qu'on agite tant soit peu l'eau,
cette petite larve se précipite au fond
en faisant des zigzags & en nageant avec
la plus grande agilité. La larve des Cousins se nourrit de plusieurs petits Insectes
aquatiques : elle change souvent de peau ;
& lorsqu'elle est parvenue à sa grosseur,
qui est tout au plus de deux ou trois lignes , elle se métamorphose en nymphe ; elle se dépouille entiérement de sa

peau, qui se fend à l'endroit du plus gros
anneau , & perd dans son dépouillement
son tuyau postérieur par lequel elle respire. Au lieu de ce tuyau , la nymphe
qui sort de la larve en acquiert deux
autres à sa partie antérieure; cette partie antérieure , qui est beaucoup plus
grosse que le reste de son corps , est tellement recourbée , que sa tête semble
rentrer en-dedans dans la poitrine , &
que c'est le dos du corselet qui semble
faire la partie la plus élevée de son corps.
Du dos du corselet partent deux stigmates alongés , deux tuyaux respiratoires , évasés par leur ouverture comme
des especes de cornets. Le reste de son
corps est composé d'anneaux , qui vont
en diminuant vers le bout , & dont le
dernier se termine en une espece de
queue applatie , par le moyen de laquelle
la nymphe nage & court dans l'eau.
Cette nymphe est aussi agile que sa larve,
& est obligée de même qu'elle de respirer l'air extérieur : aussi s'éleve-t-elle
souvent en haut ; elle approche pour-
lors de la surface de l'eau ses deux cornets aëriens par lesquels elle paroît suspendue ; elle reste tranquille & immobile dans cet état , pourvu que l'eau ne

soit pas agitée : mais pour peu qu'elle le soit, elle se précipite à l'instant au fond, au moyen des anneaux de son ventre & principalement de la nageoire de sa peau. Si on examine attentivement cette nymphe, on y remarque, d'une façon néanmoins assez confuse, les antennes, les pattes ; en un mot, toutes les parties de l'Insecte parfait qui en doit sortir. Le Cousin, lorsqu'il est dans son état de nymphe, ne prend aucune nourriture, de même que la plupart des Insectes qui se trouvent en pareil état ; malgré les mouvemens qu'il se donne alors, il n'en a plus besoin.

Au bout de huit ou dix jours après l'état de nymphe, l'Insecte devient parfait. Lorsqu'il est sur le point d'opérer ce dernier changement, il se tient à la surface de l'eau ; c'est pour-lors que la peau de la nymphe s'ouvre dans la partie supérieure entre les deux tuyaux respiratoires du corselet ; le Cousin dégage d'abord par cette ouverture sa tête & son corselet, ensuite ses pattes de devant, à l'aide desquelles il tire le reste de son corps, s'appuyant sur sa dépouille qui lui sert comme de bateau pour se soutenir sur l'eau. Dès qu'il est tout-à-

fait forti , il déploie fes aîles avec lefquelles il s'éloigne de l'eau , qui lui devient auffi nuifible qu'elle lui étoit néceffaire auparavant ; il fe retire pour-
lors dans les bois humides , néanmoins
toujours auprès des eaux , où il dépo-
fera à la fuite fes œufs. Sa tête eft petite , & cependant affez grande pour
pouvoir y remarquer les yeux , les antennes & la trompe : fes yeux font affez
grands & en réfeau , & ne fe trouvent
qu'au nombre de deux : fes antennes
font affez longues ; celles de la femelle
font compofées de plufieurs articles qui
fe diftinguent , & dont chacun donne
naiffance à quatre poils , deux de chaque côté , ce qui leur donne la figure
d'un peigne double : celles des mâles
font plus barbues ; les filets des côtés
font plus longs & plus nombreux , en
forte que leurs antennes forment une
efpece de plume ou panache très-belle.
La trompe , qui part du devant de fa tête,
eft fort longue ; elle égale les deux-tiers
de la longueur du corps. Cette trompe
eft compofée de plufieurs pieces aiguës,
fermes & très-fines , renfermées dans un
étui qui paroît lui-même affez délié.
Outre cet étui, on voit encore aux côtés

de sa trompe deux especes de demi-four-
reaux qui se joignent ensemble, & enveloppent la trompe & son étui : ces demi-
fourreaux dans les femelles sont simples
& ne recouvrent guere que la moitié
de la trompe ; cependant dans les mâles
ils égalent & surpassent même sa longueur. Il se termine au bout par de belles houpes ou panaches de poils qui accompagnent la trompe à droite & à gauche. Lorsque le Cousin veut piquer & se
servir de sa trompe, il insere assez profondément les petites pieces contenues
dans l'étui, jusqu'à ce qu'il trouve un
vaisseau sanguin ; l'étui, qui est flexible,
se recourbe à mesure que les pieces de
la trompe s'enfoncent, & il ne pénetre
pas avec elle dans la peau. L'ouverture
faite, l'Insecte attire le sang par un méchanisme à-peu-près semblable à celui
qui fait monter les liqueurs dans les
tuyaux capillaires. Le corselet du Cousin est assez gros à proportion de l'Insecte ; il est d'une couleur brune avec
quelques bandes longitudinales plus foncées. Ses aîles tirent leur origine des
deux côtés du corselet ; vers le bas, &
sous l'attache de ces aîles se trouvent
des balanciers : elles sont au nombre de

deux, oblongues, claires & tranfparentes, avec plufieurs nervures. Au-
deffous du corfelet font placées les pattes de l'Infecte, qui font au nombre de
fix : elles font longues & déliées, principalement celles de derriere ; & leur
derniere partie, qui eft le tarfe de l'Infecte, eft formée de cinq pieces ou articulations. Le ventre du Coufin eft long,
étroit, prefque cylindrique, & compofé
de huit anneaux : il eft de couleur grife,
& fur chaque anneau on remarque une
bande tranfverfale plus brune.

L'accouplement des Coufins a échappé
aux yeux clair-voyans de M. de Réaumur ; & cela n'eft pas furprenant, puif-
que cette fcene fe paffe au milieu des
airs & en volant. Lorfque la femelle a
été fécondée par le mâle, elle va dépofer fes œufs fur la furface de l'eau,
pour que le ver trouve, au moment de
fa naiffance, de quoi fe fuftenter ; elle
s'attache à cet effet fur une feuille ou
à quelque autre corps fur la furface de
l'eau ; elle croife fes jambes de derriere,
& place dans l'angle qu'elle forme fon
premier œuf avec le bout de fon anus.
Elle dépofe enfuite fucceffivement fes
autres œufs, qui fe collent les uns aux

autres ; après quoi elle écarte fes pattes,
& par cet écartement elle donne à fon
affemblage d'œufs une forme de bateau
qui a fa proue & fa poupe. Cette efpece de bâtiment vogue fur les eaux
en raifon de fa légéreté ; mais il eft
quelquefois englouti par les tempêtes.

La ponte du Coufin eft depuis deux
cents jufqu'à deux cents cinquante œufs;
il en fort de chacun un ver dans l'efpace de deux ou trois jours ; ces vers
fe nourriffent pour-lors d'autres Infectes
aquatiques, ainfi que nous l'avons déjà
obfervé.

On diftingue aux environs de Paris
trois efpeces différentes de Coufins, qui
incommodent beaucoup par leurs piquures, quoiqu'ils paroiffent néanmoins
paffer pour très-pacifiques, en les comparant aux Coufins des autres pays. Il
n'eft pas moins vrai de dire que leurs
piquures réduifent certaines perfonnes
dans un état cruel. M. de Réaumur pen-
foit qu'il pourroit un jour fe trouver
quelque moyen de rendre notre peau
défagréable aux Coufins, en la frottant,
par exemple, avec l'infufion de quelques
plantes qui leur fuffent défagréables.

Le vrai remede contre leurs piquures

eft l'*alkali volatil* ; mais fi on n'en a point à fa portée, il fuffit de fe gratter fortement la partie piquée , & de la laver avec de l'eau fraîche, dès l'inftant de la piquure.

Le Journal Economique du mois d'Octobre 1767 indique des remèdes contre la morfure des Coufins. On prend, dit-il, un peu de Thériaque de Venife; on la mêle avec de l'huile d'amandes douces, & on l'applique fur la piquure : en fix heures de temps on eft guéri. Ou bien, on prend des feuilles de fureau verd & de rhue , par égale quantité ; on les pile dans un mortier ; & fur chaque taffe du fuc de ces plantes on ajoute moitié autant de vinaigre & deux gros de fel commun. Ou bien encore, fur un demi-fetier d'eau on fera diffoudre un fcrupule de fublimé corrofif ; on trempera dans ce mélange un morceau de linge , & on en frottera pendant une demi-heure la partie affectée. On répétera ce traitement trois ou quatre fois par jour , & on aura la précaution de bien remuer la bouteille avant de fe fervir du mélange.

Les Voyageurs rapportent que les Coufins d'Afie, d'Afrique & d'Amérique tour-

mentent cruellement les habitans ; leur
piquure met le corps tout en feu ; leurs
aiguillons pénetrent même à travers les
étoffes les plus ferrées. Pour s'en garantir, les habitans de ces Contrées font
obligés de s'envelopper dans des nuages de fumée dont ils remplissent leurs
cafes, ou de se renfermer dans des ten-
tes faites de lin & d'écorce d'arbre. Les
Lapons même font fort incommodés de
ces Insectes qui ne font pas plus gros
que des Puces, mais qui font d'une opi-
niâtreté fans égale.

M. Baumé dit que dans fon Voyage
aux Salines de Lorraine, il a réussi à fe
garantir des Coufins par un moyen affez
fimple ; c'étoit d'expofer pendant un moment fon vifage & fes mains à la fumée
de tabac. Cette méthode ayant eu tant
de fuccès, il prit le parti de faire faire
une femblable fumigation tous le foirs
dans fa chambre à coucher. A peine la
fumée de tabac commençoit-elle à s'y
répandre, qu'on voyoit tous ces Infectes piquans fortir avec précipitation par
les fenêtres ; il n'en reftoit pas un feul
dans l'appartement.

Un autre moyen pour fe garantir pendant la nuit, dans fa chambre, de ces

Insectes incommodes, est d'y mettre, après avoir fermé les fenêtres, quelques heures avant d'y aller coucher, une lanterne de verre allumée, que l'on aura frottée en-dehors avec du miel délayé dans du vin ou de l'eau-de-rose. Ce miel attire tous les Cousins de la chambre, & ils s'y prennent sans pouvoir jamais s'en débarrasser. On recommande de fermer les fenêtres, parce que, sans cette précaution, tous les Cousins de dehors viendroient dans la chambre.

CHAPITRE VIII.

Des Abeilles.

L'ABEILLE est de tous les Insectes le plus admirable ; elle est de la famille des Mouches. Nous ne parlerons ici de cet Insecte, que pour indiquer les moyens qu'on a employés jusqu'ici pour prévenir les suites de leurs piquures, nous réservant d'en parler plus au long dans un de nos Ouvrages économiques, qui traitera des *différens Insectes utiles à l'homme.*

Pour prévenir ces suites, il faut d'abord avoir soin de retirer l'aiguillon, s'il est resté dans la partie piquée ; on tâchera de faire suinter le venin qui s'est glissé dans la plaie, en l'élargissant & en pressant la partie ; enfin, on trempera cette partie dans de l'eau froide : si cela ne suffit pas, on y appliquera un peu de persil pilé.

M. Lemarié, Chirurgien ordinaire de la Marine, attaché au département de Nantes, a publié, il y a quelques années, une Observation intéressante sur une piquure d'Abeille, qui mérite d'être rapportée ici. Le nommé Bureau, dit-il, Charpentier de campagne, en la Paroisse de Vreton, près de Nantes, faisant profession de tirer le miel des ruches sans perdre les Mouches, fut un jour si cruellement piqué, que son visage, ses levres, ses paupieres, ses mains & toutes les parties piquées étoient tuméfiées & presque œdématisées : il souffroit extraordinairement. Je lui fis prendre une cuillerée de chaux vive dans les deux mains ; je lui ordonnai de s'en frotter : la douleur des mains cessa. Il en prit une seconde cuillerée, avec laquelle il se frotta le visage, les levres & les paupieres,

pieres, en lui recommandant de les bien fermer : la douleur cessa aussi-bien qu'aux mains. Enfin, il se frotta toutes les parties douloureuses : mais le gonflement subsistoit, & il s'agissoit de le détruire, ce que je fis en lui mettant dans les mains environ une cuillerée d'eau froide ; elle occasionna une petite fermentation sourde. Il s'en frotta aussi le visage avec les mains, qui étoient seulement humides ; cette nouvelle opération eut un entier succès : enfin, dans l'espace de deux heures il fut parfaitement guéri. Il est à observer qu'il faut peu d'eau, & qu'on l'emploie à plusieurs reprises, sans quoi la fermentation emporteroit au moins l'épiderme. Il est probable qu'on doit attribuer la résolution du gonflement occasionné dans la partie piquée, à la sourde fermentation de l'eau & de la chaux. On peut se servir d'un pareil remede contre la piquure des Guêpes & des Cousins.

CHAPITRE IX.

De la Guêpe.

LA Guêpe eft un Infecte qui approche beaucoup de l'Abeille ; mais cet Infecte a des caracteres qui lui font propres : ceux qu'il a communs avec l'Abeille font la forme de fes antennes & la configuration de fon aiguillon. Les antennes de l'une & de l'autre font brifées dans le milieu, en forte que la premiere portion de cette partie, celle qui eft entre la tête & l'angle qui forme l'antenne, n'eft compofée que d'un feul article ou d'une feule piece longue, tandis que le refte de l'antenne a plufieurs anneaux courts, pour l'ordinaire jufqu'au nombre de dix ; & l'aiguillon n'eft dans les Infectes qu'une fimple pointe comme une antenne, ou il paroît du moins tel à la vue ; car au microfcope on s'apperçoit qu'il eft un peu hériffé. On diftingue la Guêpe de l'Abeille par fon corps, qui eft ras & liffe, tandis que celui de l'Abeille eft plus ou moins velu : d'ailleurs le travail des Guêpes n'eſt pas auſſi fini ni auſſi parfait que celui des Abeilles ; cependant il en approche beaucoup , & ne mérite pas moins l'attention des Naturaliſtes.

Les Guêpes , ainſi que les Abeilles, ne dépoſent point d'œufs qu'elles n'aient auparavant préparé un logement pour les recevoir. Ces Inſectes conſtruiſent à cet effet une eſpece de gâteau formé par pluſieurs cellules hexagones les unes à côté des autres , & dont l'étendue eſt plus ou moins grande. Ce gâteau , qui paroît ſemblable à un rayon d'Abeille , n'eſt pas de même que lui compoſé de cire ; il reſſemble à un papier brouillard brun & très-fort. La Guêpe ſe ſert pour le former de petites fibres de bois pourri , extrêmement fines ; elle les imbibe d'une liqueur gommeuſe qu'elle fait ſortir de ſa bouche , & qui donne beaucoup de conſiſtance à ce mélange ; elle l'étend pour-lors avec ſes mâchoires & ſes pattes , & elle en conſtruit les parois minces des cellules de ſon gâteau. Rien n'eſt ſi commun que de voir les Guêpes le long des vieux chaſſis & des bois pourris des bâtimens , qui enlevent de petites portions de bois pour conſtruire

leur ouvrage. Elles ne construisent pas
leur gâteau tout à la fois ; elles commencent par former une certaine étendue de la base ; elles y élevent les cellules du milieu : elles pratiquent ensuite
peu à peu autour de nouvelles cellules,
qui augmentent la circonférence du gâteau. A peine les cellules du milieu sont-
elles finies, qu'elles sont à l'instant occu-
pées par une larve ou une nymphe de
Guêpe ; tandis que celles de sa circonférence sont vuides & seulement à moitié construites. Les Guêpes déposent
donc leurs œufs aussi tôt la construction
de leurs cellules : ces œufs sont alongés
& collés par un de leurs bouts à une des
parois de ces cellules; elles n'en placent
jamais qu'un dans chacune. Quelques
jours après que cet œuf a été déposé,
la larve en sort ; elle est d'abord fort
petite, semblable à un ver blanchâtre
sans pattes, & dont le corps est composé d'une douzaine d'anneaux. La Guêpe nourrit ces larves ; elle leur donne
pour aliment une espece de miel brun,
doux au goût, mais moins pur & moins
agréable que le miel des Abeilles. A mesure que la larve croît, elle change plusieurs fois de peau ; & lorsqu'elle est

parvenue à toute fa groffeur , elle fe
métamorphofe en nymphe, mais elle ne
le fait qu'après avoir été quelque temps
fans prendre de nourriture. C'eft alors
que les Guêpes meres ferment la cellule
où eft la larve , avec une efpece de calotte qu'elles conftruifent de la même
matiere que le refte du gâteau : la larve
s'y change en chryfalide. Cette chryfalide eft peut-être celle de tous les Infectes dans laquelle on reconnoît le mieux
toutes les parties de l'Infecte qui en doit
provenir : les antennes , les pattes , les
moignons des aîles y font très diftincts;
on peut même les féparer les uns des
autres avec la pointe d'une épingle.
Mais ces parties font d'abord molles; à
mefure que la nymphe avance , elle
prend de la confiftance; & dès qu'elle en
a acquis fuffifamment, elle quitte l'enveloppe fine & légere qui la couvre, &
avec fes mâchoires fortes elle ronge
cette efpece de dôme qui couvre fa cellule , & en fort fous la forme d'Infecte
aîlé & parfait. Quelque temps après ,
cette nouvelle Guêpe prend fon effor ,
fe met à l'ouvrage , & travaille avec
celles qui lui ont donné le jour , à la

construction de nouvelles cellules, ou à nourrir les petites larves.

On trouve dans la vingt-deuxieme feuille de la *Gazette Salutaire*, 1762, un excellent spécifique contre la piquure des Guêpes. On prend du plantain, on le pile & on en exprime le jus ; on trempe dans le suc tout frais une compresse, & on l'applique très-souvent sur la partie affectée.

Dans notre Journal de *la Nature considérée*, année 1774, nous avons rapporté, au sujet de la piquure d'une Guêpe, l'Observation suivante, qui nous a été pour-lors communiquée. A Rebrachion, Village situé à trois lieues d'Orléans, un jeune-homme arrivant chez lui le soir, fatigué du travail de la journée, but du vin nouveau pour se rafraîchir ; une mouche Guêpe étoit tombée dans son verre, il ne la vit pas. En avalant avec précipitation, la Guêpe lui piqua le palais ; il se contenta de l'ôter sur-le-champ, & il crut en être quitte pour quelques momens de douleur qu'il supporta patiemment : mais la nuit du même jour le mal empira, de façon qu'il se leva de son lit, appella du secours , & parvint dans la cour du Curé, où il tomba mort.

CHAPITRE X.

De la Mouche.

LA Mouche eft un Infecte des plus communs & des plus connus : les antennes & la bouche font les deux parties qui le caractérifent. Ses antennes font formées par quelques pieces très-petites & très-courtes, & terminées par une palette plus groffe , applatie , plus ou moins alongée , compofée de plufieurs pieces tellement unies , qu'il n'eft pas aifé de les diftinguer. Du milieu ou du bas de cette palette part latéralement un poil, une efpece de foie , qui fe trouve ainfi placée fur le côté de l'antenne d'où elle fort. Quant à la bouche de la Mouche , elle n'a ni dents ni mâchoires; c'eft une fimple trompe nue , molle , flexible , ouverte par le bout , avec laquelle cet animal fuce & pompe les liqueurs dont il fe nourrit. Il y a plufieurs efpeces de Mouches ; mais nous ne par-

F iv

lerons ici que de la Mouche commune.
Elle est de couleur grise ou noirâtre;
son ventre est formé de quatre anneaux:
elle a cinq bandes sur son corselet; une
de ces bandes en occupe le milieu. Cette
Mouche produit des œufs blancs, qui
éclosent en été & font paroître de petits
vers ou larves qui se métamorphosent
ensuite en d'autres Mouches. Ces vers
sont mous, blanchâtres, sans pattes;
leur tête est molle & de figure variable;
leur corps est composé de plusieurs anneaux, & leur bouche n'est autre chose
qu'une espece de suçoir, qui souvent est
accompagné d'un dard dur & pointu, &
de deux crochets écailleux placés latéralement, par le moyen desquels cet
Insecte se trouve accroché & en même
temps pioche & déchire les différentes
matieres qui lui servent de nourriture.

Ces larves respirent l'air par quatre
stigmates, dont deux sont posés antérieurement, un de chaque côté, assez ordinairement à la jonction du second & du
troisieme anneau, & les deux autres
sont à l'extrémité du corps. Ces deux
derniers sont plus grands que les précé-
dens, & varient pour la forme; quelquefois ils sont cachés & comme enfon-

cés sous une espece de bourlet ; d'autres fois ils sont élevés & ressemblent à deux cornes. Ordinairement dans l'ouverture de ces deux grands stigmates on apperçoit trois autres ouvertures plus petites, semblables à trois petits stigmates renfermés dans le grand. Ces larves ou vers habitent ordinairement les endroits les plus propres à leur fournir la nourriture qui leur convient.

Les Mouches, quelque temps après leur métamorphose, ne tardent pas à s'accoupler ; l'accouplement se fait d'une façon singuliere. La partie du mâle est ouverte, & c'est elle qui reçoit celle de la femelle, qui entre dans le corps du mâle pour être fécondée. En voyant cette manœuvre, tout-à-fait contraire à ce qui se passe dans les autres animaux & même dans les Insectes, on est tenté de croire qu'on se trompe, & qu'on a d'abord pris le mâle pour la femelle ; mais il n'y a pas à se méprendre sur cet article : outre que les femelles sont plus grosses & ont le ventre plus rebondi que les mâles, il suffit d'ouvrir le ventre d'une d'entr'elles, on y trouvera les œufs qu'elle doit déposer.

Dans l'été les Mouches incommodent

beaucoup les hommes & les animaux.
Ce font en général de petits Insectes laf-
cifs, très-nuifibles, qui fe nourriffent
affez volontiers de toutes fortes de chofes. Elles vivent fort peu ; elles mordent plus vivement quand on eft me-
nacé d'une tempête ou d'un orage, que
dans tout autre temps. On a cherché
tous les moyens pour s'en garantir ;
nous en allons expofer quelques-uns.

On mettra de l'ellébore avec de l'or-
pin dans du lait, & on en arrofera le
lieu occupé par les Mouches. On les
chaffera par ce moyen, & même on les
tuera.

On peut encore broyer de l'alun avec
de l'origan & du lait : on prétend que
tout ce qu'on frottera avec ce mélange
ne fera point atteint de Mouches. Ou
bien, on prendra à volonté des feuilles
de citrouille ou de courge ; on les pi-
lera pour en exprimer le jus ; on lavera
de ce jus les murailles ou ce qu'on vou-
dra préferver des Mouches, il eft d'expérience qu'elles n'en approcheront pas.
On pourra auffi en frotter les cuiffes &
le ventre des chevaux qui pourroient
être tourmentés des Mouches. Si les Mouches fe jettent fur les fruits & les raifins,

on suspendra aux arbres & à la vigne des fioles d'eau miellée.

Les Auteurs rapportent encore différentes autres recettes pour chasser les Mouches des maisons. On brûlera, par exemple, dans la chambre des plumes de hupes en suffisante quantité, pour qu'elles en sentent la fumée : elles s'enfuiront, dit-on, & ne reviendront plus. Nous ne garantissons pas ce fait.

On dit encore qu'en mettant de la saponaire & de l'opium parmi la chaux avec laquelle on blanchit les maisons, les Mouches n'y entrent plus. Quelques personnes sont dans l'usage, pour s'en garantir, de suspendre deux ou trois harengs aux solives.

M. Basin, dans son *Histoire des Insectes*, rapporte une recette singulière pour éloigner les Mouches. On suspendra, dit-il, à la fenêtre un morceau de viande; cela attirera les Guêpes : par-tout où il y aura des Guêpes, ajoute notre Auteur, on ne verra point aborder de ces especes de Mouches qui déposent sur la viande leurs œufs, d'où sortent des vers qui la font corrompre plus vîte.

On donne comme un expédient pour éloigner les Mouches, mais dont nous

ne garantissons pas l'efficacité, le suivant.
On brûlera dans la chambre un peu de
soufre soir & matin ; cette fumée, à ce
qu'on prétend, les tue aussi-tôt avec
d'autres Insectes qui peuvent s'y trouver.

On mettra encore, pour cet effet, du
tabac en feuilles dans un pot, & on le
fera infuser dans de l'eau pendant vingt-
quatre heures ; après quoi on y ajoutera
du miel, & on les fera bouillir une heure : on y mettra de la farine de froment
en forme de sucre. Cela attire les Mouches ; mais toutes celles qui en boivent,
meurent infailliblement.

Quand on veut empêcher que les Mouches ne s'attachent aux tableaux, il ne
s'agit que de laver les tableaux avec de
l'eau dans laquelle on a fait infuser des
porreaux pendant cinq ou six jours : deux
bottes de porreaux suffisent pour un seau
d'eau. On peut encore mettre sur les tableaux un blanc-d'œuf ; & à la fin de l'été
on l'enleve avec de l'éponge & de l'eau,
pour en mettre de nouveau.

CHAPITRE XI.

Du Bupreste.

C'EST un Insecte de la famille des co-
leopteres, dont les aîles sont renfermées
dans des étuis. La plupart de ces Insectes ont des couleurs assez brillantes ;
quelques-uns ont des points de couleur
d'or. Il y en a une espece qui est aussi
petite qu'une Puce ; d'autres sont de la
longueur d'un travers de doigt. On trouve pour l'ordinaire ces Insectes dans un
lieu humide, sur le bord des eaux. La
plus grande partie de leur tête est en-
fermée dans la poitrine, ce qui fait qu'elle
paroît placée de travers. Leur poitrine
est rétrécie par derriere & un peu applatie par dessus : leurs yeux sont ronds
& saillans : leurs deux antennes sont longues & articulées : leurs pattes sont
longues & grosses. Ces Insectes ont des
levres & des dents, au moyen desquelles leur morsure est très-sensible. Ils ont
une mauvaise odeur.

Lorsque les animaux, en paissant l'herbe, viennent à en avaler, dès l'instant leur corps devient tendu, enflé, & ces animaux périssent.

On donne encore, dans la plupart des Livres, le nom de *Bupreste* à un Insecte qui est un pro-scarabée du genre des Cantharides, qui est aussi très-dangereux pour les animaux, & que les Pâtres appellent *Enfle-bœuf*.

Il y a encore une espece de petite Araignée rouge qui porte aussi le nom de *Bupreste*. Cette Araignée, lorsqu'elle est avalée par les bœufs, leur cause les mêmes accidens que le Bupreste.

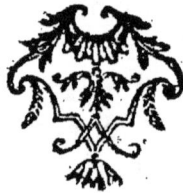

CHAPITRE XII.

Du Taon.

LE Taon est un Insecte aîlé, qui est semblable à une très-grosse Mouche : ses yeux sont gros, souvent rayés de jaune-verd & de brun rougeâtre : son ventre est gros & large : ses aîles sont assez fortes, garnies de nervures considérables , & quelquefois joliment panachées de taches blanches & de bandes noires. Les couleurs des Taons sont en général assez obscures : les antennes de ces Insectes sont composées d'anneaux qui forment un fil court terminé en pointe. Le troisieme anneau a souvent une appendice latérale plus ou moins longue , ce qui fait alors paroître l'antenne comme fourchue. A la bouche du Taon est une espece de trompe , accompagnée à droite & à gauche d'especes de grosses dents blanchâtres & pointues , outre les étuis qui enveloppent la trompe. Ces dents se joignent ensemble par leur extrémité lorsque l'Insecte les approche ; mais elles peuvent s'écarter à droite & à gauche.

Le Taon mange les fruits; il se nourrit aussi du sang des chevaux, des bœufs & autres quadrupedes dont la peau est épaisse. Ses especes de crocs aigus paroissent lui avoir été donnés pour percer le cuir, & pouvoir ensuite sucer le sang avec sa trompe. Il incommode extrêmement les gros animaux pendant l'été; il les pique de tous côtés, suce leur sang, & les agite de maniere à les rendre comme furieux & quelquefois leur causer la mort. On trouve pour l'ordinaire les Taons en abondance dans les prés bas & les bois humides.

Les Jardiniers donnent encore le nom de *Taon*, *Ton*, *Ver blanc turc*, ou *Ver de Hanneton*, à une grosse larve blanche qui a six pieds, & qui provient des œufs du Hanneton. Elle reste sous cette forme pendant l'espace de quatre ans, & toutes les années elle change au moins une fois de peau. Quand l'hiver approche, elle s'enfonce profondément en terre pour se garantir du froid. Cette larve ronge les racines des plantes & même des arbres; c'est un animal desfructeur pour les jardins. Le meilleur remede, c'est de chercher cet ennemi au pied des plantes que l'on voit fanées, & de fouir de temps en temps les sentiers des couches & des quarrés bien fermés, parce qu'il s'y arrête. Les Maraichers des environs de Paris prétendent que le crotin de tous les chevaux qui mangent du son, produit quantité de ces Taons si nuisibles aux jardins ; mais je ne sais sur quel fondement, à moins que le Hanneton ne le préfere à toute autre substance pour y déposer ses œufs. Nous parlerons plus au long de cette larve dans le Chapitre du Hanneton.

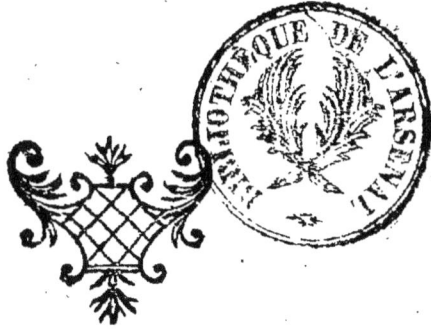

CHAPITRE XIII.

Du Frêlon.

Le Frêlon est une véritable Guêpe, & même la plus grande du pays. Sa piquure est terrible & presque meurtriere, sur-tout dans les grandes chaleurs, où le poison est plus actif. On a vu un Observateur piqué si vivement par un de ces Insectes, qu'il en perdit la connoissance & presque l'usage des jambes pour l'instant, & eut la fievre pendant deux ou trois jours. Pour la guérison de sa piquure, voyez le Chapitre de la Guêpe.

CHAPITRE XIV.

Des Moucherons.

LE Moucheron est un Insecte long & mollasse, qui est du genre des Mouches. Il a six jambes très-longues, courbées en dehors, dont les deux de derrière sont plus hautes que les autres : son ventre est formé de neuf lames ou anneaux : il a la tête petite, les yeux noirs, & au-dessus deux antennes barbues. Au lieu de bouche, il a une trompe pointue, dure & creuse, avec laquelle il perce la peau & suce le sang des animaux, surtout celui de l'homme, dont il paroît le plus avide, & dont il se remplit jusqu'à ce que son corps devienne roide à force d'être plein & tendu. Sa poitrine est large & élevée, & d'une couleur verdâtre.

Les Moucherons se retirent en grand nombre dans les citernes, lorsque l'hiver approche, & déposent sur les plantes aquatiques de petits œufs jaunâtres, qu'ils y collent avec une forte glu. Ces œufs étant échauffés par la chaleur du

ſoleil dans le mois de Juin ſuivant, il
en ſort de petits vers jaunâtres ou rougeâtres, ronds, menus, compoſés de
treize anneaux, & dont la tête eſt rouge.
Ils n'ont que deux pattes placées ſous le
premier anneau. Ces petits vermiſſeaux
ſanguins ſe nourriſſent probablement de
quelques petits animaux qui ſe trouvent
ſur la ſuperficie des eaux. Goëdard les
nomme *Poux aquatiques*. Ces vermiſſeaux, au bout d'onze mois, ſe raſſem-
blent en grand nombre & comme en
pelotons; ils font de grands mouvemens
dans l'eau : enſuite il ſort de leur corps
un ſuc gluant qui leur ſert à conſtruire
de petites coques molles & viſqueuſes,
qu'ils attachent aux plantes aquatiques,
& dans leſquelles ils ſe renferment comme
dans une eſpece d'étui. Lorſqu'ils ont
acquis une certaine groſſeur, & que
leur corps eſt devenu d'un brun-ver-
dâtre, alors la métamorphoſe ſe fait; &
de cet amas il ſort une quantité prodigieuſe de Moucherons, qui ſe mettent
auſſi-tôt à voler, & ſe répandent de
tous côtés pour ſucer le ſang des animaux.

Cet Inſecte fait un bruit aſſez aigu
en voltigeant; ce bruit eſt proportionné

à la force & à l'étendue des aîles. Toutes les especes de Moucherons, soit panachés, soit ceux qu'on nomme *Sauteurs*, les faux *Pucerons du figuier* ou *du buis*, sont des Insectes fort incommodes, & ils se rassasient de notre sang jusqu'à en regorger.

On emploie les mêmes moyens pour les détruire que les Cousins. Voyez le Chapitre des Cousins. On parvient aussi à en détruire beaucoup par le moyen de flambeaux de paille allumés : la fumée les éloigne, sur-tout celle d'odeurs fortes.

Il paroît souvent de petits Moucherons noirs sur les feuilles naissantes des semences de légumes : pour les en garantir, vous mêlez une once de fleur-de-soufre avec trois livres de la graine que vous voulez semer ; vous tenez le tout bien fermé dans un pot de terre vernissé, & vous le remuez de maniere que la graine puisse être bien imprégnée du soufre. Vous semez pour-lors suivant la méthode ordinaire, sans avoir égard si le temps est humide ou sec. Cette préparation éloigne les petits Moucherons noirs, jusqu'à la formation des trois ou quatre premieres feuilles qu'ils

ont coutume de ronger, & qui font périr la plante lorfqu'elles font détruites.
On voit fouvent dans l'été des effaims
de ces Moucherons, qu'on nomme dans
le Limofin *Biaujoux*, & qui fe tiennent
fur les terres nouvellement enfemencées.
Dans certaines années, ils ont ruiné des
milliers d'arpens enfemencés.

Un Cultivateur Anglois a fait inférer
dans les Papiers publics de Londres, il
y a quelques années, un moyen pour
préferver les navets, les choux, le chanvre, le lin & autres végétaux de la piquure des Mouches & Moucherons. Vous
mettrez chaque jour, pendant trois jours
confécutifs, une once de fleur-de-fou-
fre & trois livres de graine de navets
dans un pot de terre verniffé ; vous cou-
vrirez bien le pot, & vous le remuerez
pendant quelque temps toutes les fois que
vous ajouterez du foufre & de la graine,
pour que le foufre communique mieux
fon odeur à la graine, que vous aurez
foin de femer fuivant la méthode ordinaire. Cette recette eft prefque la même
que la précédente.

CHAPITRE XV.

Du Taupe-Grillon ou de la Courtiliere.

C'EST l'animal le plus hideux & le plus singulier de tous ceux de sa classe. Sa tête, proportionnellement à la grandeur de son corps, est petite, alongée , avec quatre antennules grandes & grosses, & deux longues antennes minces comme des fils. Derriere ces antennes sont ses yeux , & entre ces deux yeux on en remarque trois autres lisses & plus petits , ce qui fait cinq en tout, rangés sur une même ligne transversale. Le corselet de cet Insecte forme une espece de cuirasse alongée , presque cylindrique , qui paroît comme veloutée : les étuis, qui sont courts, ne vont que jusqu'au milieu du ventre ; ils sont croisés l'un sur l'autre & ont de grosses nervures noires ou brunes. Ses aîles repliées se terminent en pointes , qui débordent non - seulement les étuis , mais même le ventre de l'animal. Celui-ci est mû , & se termine par douze pointes ou appendices aſſez longues : mais ce qui fait la principale ſingularité de cet Inſecte, ce ſont ſes pattes de devant, qui ſont très-groſſes, applaties, & dont les jambes très-larges ſe terminent en-dehors par quatre groſſes griffes en ſcie, & ſeulement par deux en-dedans : entre ces griffes eſt ſitué & ſouvent caché le tarſe ou le pied. Tout l'animal eſt d'une couleur brune & obſcure ; il vit ſous terre, principalement dans les couches, où il fait beaucoup de ravages en coupant & rongeant les racines : ſes pattes de devant, qui ſont dentelées en ſcie, lui ſervent pour cet uſage. Tout ſon corps eſt un peu velu. Cet Inſecte a dix-huit lignes de longueur ſur quatre de largeur ; il eſt du genre des Grillons.

Le nid de la Courtiliere eſt un morceau de terre maſtiqué, dans le cœur duquel ſe trouve une chambrette capable de contenir deux avelines, où ſont logés tous les œufs de l'animal. Ce morceau eſt gros comme un œuf ordinaire de poule, & eſt environné d'un petit foſſé. Si on en fend un par le milieu avec le couteau, on s'apperçoit que l'entrée de la chambrette a été rebouchée ; on y remarquera environ cent quarante œufs,

œufs, & on sera surpris de la précaution que l'Insecte a eue de les bien couvrir : & en effet, si les œufs prenoient
tant soit peu l'air, la chaleur convena-
ble manqueroit, il n'y auroit plus par
conséquent de prospérité à espérer. Une
autre raison qui oblige les Courtilieres
à boucher si exactement la loge où elles
mettent leurs œufs & à l'environner
d'un fossé, c'est qu'il y a un petit animal
noir, ennemi de leur espece (qui est ap-
paremment un scarabée), qui court sous
terre & tâche de dévorer leurs œufs ou
leurs petits ; mais aussi il y a toujours
quelqu'un de la famille en sentinelle sur
le bord du fossé. Quand la bête noire
vient à rouler dedans pour aller chercher sa proie, on lui court sus, & on
s'en délivre. Si la Courtiliere se trouve
attaquée à la fois par trop d'ennemis,
elle fait pour-lors usage de ses retraites
& de ses détours qu'elle pratique toujours sous terre, & se délivre par-là du
danger.

Aux approches de l'hiver, les Courtilieres emportent le réservoir qui contient les œufs ; elles le descendent fort
avant en terre, & toujours au-dessous
de l'endroit où la gelée parvient. A me-

G

fure que le temps s'adoucit, on remonte le magafin, & on l'approche enfin affez près de la fuperficie pour y faire fentir l'impreffion de l'air & du foleil : revient-il une gelée, on regagne le bas.

Les Courtilieres font le même bruit que les Grillons domeftiques ; elles fouillent & élevent de petits monceaux de terre, comme les Taupes, d'où leur eft probablement venu le nom de *Taupes-Grillons*. Lorfque les payfans entendent crier ces Infectes, ils en augurent une année de fécondité. On les nomme en Normandie *Taupettes*, & dans le Pays Meffin *Taits*. Il arrive quelquefois que ces animaux mordent les doigts des perfonnes qui fouillent la terre : on dit que cette morfure eft venimeufe, ce qui n'eft pas encore bien conftaté. Tout ce qui eft de fûr, c'eft que fouvent les porcs avalent de ces Infectes tout vivans en fouillant la terre, & qu'ils en périffent prefque auffi-tôt ; mais c'eft moins parce que ces Infectes font venimeux, que parce qu'ils piquent leurs eftomacs & leurs inteftins, & leur occafionnent la mort par des moyens plus méchaniques que venimeux.

L'Auteur du *Dictionnaire Economique*

rapporte plufieurs méthodes pour détruire ces Infectes , qui font tant de dégât dans les jardins. Comme ils marchent fort vîte , & qu'ils fouillent la
terre en galerie , il faut les guetter ; &
lorfqu'on apperçoit qu'ils fouillent , on
enfonce derriere eux une petite palette
de bois pour les faire fauter en l'air ,
après quoi il eft facile de les tuer. On
peut auffi les attirer en dehors en mouillant légérement les couches pendant la
grande ardeur du foleil : ces Infectes ,
qui aiment beaucoup l'eau & l'humidité,
& qui font, pour ainfi dire , des animaux
amphibies, puifqu'ils vivent même très-
long-temps dans l'eau, accourent pour-
lors à la fuperficie , où les Jardiniers
les attendent pour les détruire. On peut
encore fuivre leurs galeries fouterreines
avec le doigt , & quand on eft parvenu
à celui de leurs trous qui s'enfonce perpendiculairement, on y verfe une cuillerée d'huile : les Courtilieres ne man-
quent pas de fortir incontinent , & on
peut pour-lors les faire aifément périr.
On enfouit encore fouvent (ce que
nous avons pratiqué nous-mêmes plufieurs fois) dans du terreau, un peu au-
deffous du niveau de la couche , des

G ij

vases de terre ou de fayance ; les Courtilieres tombent dedans , & ne peuvent
plus remonter.

Dans la Gazette d'Agriculture du mois
de Mai 1767 il est fait mention d'un
certain artisan Lorrain, nommé *Augus-
tin Pillant*, comme possesseur d'un secret propre à détruire ces Insectes redou-
tables. Il fut présenté sur la fin de l'année 1764 en cette qualité à M. le Marquis de Marigny, qui fit faire l'épreuve
de ce secret dans les potagers du Roi à
Fontainebleau, & dans ceux de plusieurs
Maisons Royales qui étoient particuliérement infectés de Courtilieres ; l'artisan Lorrain réussit par-tout si heureuse-
ment , que M. le Marquis de Marigny
crut devoir proposer au Roi d'acheter
son secret ; & Sa Majesté Louis XV.
ordonna d'en faire l'acquisition pour le
rendre public. Voici en quoi il consiste.

On commence par découvrir les retraites des Courtilieres, ce que tous les
Jardiniers savent très-bien faire ; à mesure qu'on trouve ces trous, on les
remplit d'eau, & on y verse trois ou
quatre gouttes d'huile de chenevis. Si
l'eau s'imbibe dans la terre avant que
l'Insecte paroisse , on remplit une se-

conde fois le creux d'eau, fans y ajouter de nouvelle huile ; bientôt les Courtilieres fuient de leurs trous, font quelques pas lentement, noirciffent, &
meurent.

Il y a plus de trente ans que nous
avons vu pratiquer la même chofe dans
le Pays Meffin. Au furplus, perfonne
n'ignore que l'huile même, appliquée
extérieurement, eft un des plus grands
poifons qu'on puiffe découvrir pour la
deftruction des Infectes.

Il y a encore une autre maniere d'employer l'huile pour la deftruction de ces
Infectes ; c'eft d'en mêler deux ou trois
petites mefures, comme celle d'un verre
à boire, dans un arrofoir plein d'eau,
& de fe fervir de cette eau pour arrofer une planche & fes environs à la maniere ordinaire. Ce moyen propofé par
M. Hazon, Intendant des Bâtimens du
Roi, eut à Vincennes tout le fuccès poffible : on vit bientôt une foule de Courtilieres, tant grandes que petites, fortir
de terre, s'agiter, périr. Il y a dans ce
procédé l'avantage de ne laiffer échapper aucun de ces Infectes ; au lieu qu'en
employant le premier il peut fort bien
fe faire, quelque foin qu'on prenne,

qu'il n'en échappe quelques‑uns des
trous qui indiquent leur préſence. La
dépenſe peut, à la vérité, être quelque
peu plus conſidérable; mais ce ſurcroît
de dépenſe mérite peu d'attention, &
eſt plus que compenſé par l'avantage
d'être tout‑à‑coup délivré de ces Inſec‑
tes nuiſibles, ſans qu'il s'en échappe
aucun de ceux qui ſe trouveroient dans
l'eſpace arroſé de cette maniere. On ſe
tromperoit, au reſte, ſi l'on ſe perſua‑
doit que l'huile de chenevis a cette pro‑
priété particuliere. M. Hazon a varié
l'expérience avec des huiles différentes,
telles que celles de lin, de noix, d'oli‑
ves, & il a réuſſi à‑peu‑près de même.

Pour expliquer actuellement comment
l'huile miſe dans les trous des Courti‑
lieres, après les avoir remplis d'eau,
peut faire périr ſi vîte ces animaux, rien
n'eſt plus ſimple. Cette huile ſurnage
l'eau qu'on y a d'abord miſe, & forme
ſur ſa ſurface une couche que l'Inſecte
eſt obligé de traverſer en fuyant l'eau:
mais il ne peut la traverſer ſans qu'il
n'en reſte ſur ſon corps, d'où s'enſuit
néceſſairement une reſpiration intercep‑
tée de cet animal; après quoi la ſuffo‑
cation, qui le fait périr.

Jacques Iselin, du Canton de Berne, Paroisse de Kirchberg, a aussi communiqué au Public une méthode qu'il prétend encore plus sûre que la précédente, ou du moins plus universelle. Elle consiste à enterrer par chaque arpent, à distances à-peu-près égales, à la profondeur d'un fer de bêche, une vingtaine de petits pots, dans chacun desquels on met vingt ou trente gouttes de baume de soufre ; on les couvre d'une petite planche mince, pour empêcher la terre de les remplir : l'odeur excessivement fétide de ce baume ne tue pas, à la vérité, observe un Agriculteur Bernois, la Courtiliere, mais elle a la force de se retirer promptement au loin ; elle lui ôte même, à ce qu'il prétend, toute vertu prolifique. Par ce moyen, on peut garantir de ces Insectes tout un terrein; tandis que par l'autre méthode quantité de Courtilieres, trop fines pour n'avoir qu'une seule sortie, échappent à l'inondation ; pas un seul nid ne se trouve même par-là détruit, & il n'y a aucun de ces nids qui ne contienne au moins cent cinquante œufs. La mort de la mere n'empêche pas ces œufs d'éclorre ; la simple chaleur de la terre, sur la fin de

Mai, suffit pour leur donner la vie.

A l'occasion du baume de soufre pour détruire les Courtilieres, voici ce qu'en a écrit un Anonyme : Il y a environ sept ans qu'on a inféré, dit-il, dans les Papiers publics que l'art de trouver la Courtiliere est de placer le doigt dans les traînées qu'elle fait, ainsi que nous l'avons déja dit ; d'arrêter, lorsqu'on trouve un trou ; d'en pétrir les bords ; & quand on en a retiré le doigt, d'y couler sept à huit gouttes de baume de soufre, & ensuite autant d'eau qu'en peut contenir le trou : en peu de temps cet animal sort, pour l'ordinaire, sans force, & expire près du trou. Lorsqu'on trouve une trace en rondeur, à-peu-près de la largeur d'une bouteille, le nid se trouve infailliblement au milieu, à peu de distance de la surface ; c'est ce qu'a observé mon Domestique. Le baume de soufre m'ayant manqué, j'ai employé, ajoute l'Anonyme, l'essence de térébenthine, & cette derniere a produit le même effet. J'ai encore remarqué, continue toujours l'Anonyme, qu'en certains terreins légers & sablonneux la Courtiliere ne montoit pas ; je l'ai trouvée morte au fond du trou en y fouillant avec la bêche. J'ai pareillement obfervé que pour favoir fi l'Infecte périt ou non, il fuffit de laiffer le trou ouvert : s'il le bouche, cela annonce qu'il n'eft pas détruit ; mais fi au contraire il refte ouvert, on doit être affuré de fa mort.

M. de Campmartin, un des Soufcripteurs de notre Journal intitulé : *La Nature confidérée fous fes différens afpects*, nous a écrit qu'il étoit parvenu à éloigner les Courtilieres d'un quarré d'afperges, en mettant entre chaque rangée du fumier de porc ; mais par ce moyen il n'en a pas débarraffé entiérement fon jardin.

L'eau de favon eft reconnue mortelle pour la plupart des Infectes ; auffi la fubftitue-t-on utilement à l'huile dans la chaffe des Courtilieres. Le favon ayant l'huile pour bafe, on peut employer indifférèmment l'un & l'autre felon fa commodité particuliere : mais ce qu'il y a d'avantageux dans l'eau de favon, c'eft qu'on peut s'en fervir pour les chaffer d'une plus grande étendue que celle d'un quarré de jardin. Par exemple, on en peut arrofer les cantons enfemencés de grains qui paroiffent le plus en bute aux incurfions dès Courtilieres ou autres In-

sectes : pour-lors cette eau se répand au
moyen d'un tuyau ou canal de cuir, au
bout duquel est ajoutée une tête d'arro-
soir, percée de trous un peu plus larges qu'à l'ordinaire. Une livre de savon
noir suffit pour un quart-de-muid d'eau,
& ainsi à proportion. Il faut d'abord le
faire fondre dans de l'eau chaude, puis
le mêler & le bien battre dans la quantité d'eau froide que l'on juge à propos
d'employer selon la grandeur du terrein
à arroser : plus on répandra de cette
eau, plus on sera sûr de faire périr tous
les Insectes.

On prétend encore que les écrevisses
servent à détruire les Courtilieres. Pour
en délivrer un terrein quelconque, il
suffit d'en jetter, dit-on, indifféremment
çà & là sur la surface de la terre.

M. Hell, Bailli de Landzer & de Hir-
singen en Alsace, s'y prend, pour les détruire, de la maniere suivante. Dans un
terrein d'environ douze perches quarrées
de vingt-deux pieds l'une, il fait faire,
au mois de Septembre, trois ou quatre
puits de deux ou trois pieds de profondeur sur un pied de diametre ; il les fait
remplir de fumier de cheval frais ; les
fait damer un peu & couvrir d'environ

fix pouces de terre. Après le premier dégel, on y trouve toutes les Courtilieres des environs, qui s'y font réfugiées pour fe fauver du froid.

CHAPITRE XVI.

Du Gribouri.

C'EST un Infecte qui, quelque petit qu'il foit, s'eft rendu très-redoutable aux Cultivateurs. Son caractere confifte 1°. dans la figure de fes antennes longues, filiformes, compofées d'articles alongés & d'égale groffeur par-tout; 2°. dans la forme de fon corfelet hémifphérique, qui imite le dos rond d'un boffu, & fous lequel eft cachée en partie fa tête ; ce qui lui a fait donner le nom de *Têtecachée.*

Les larves du Gribouri rongent & défolent les différentes plantes fur lefquelles elles fe trouvent. Elles font affez groffes, courtes, de forme ovale ; elles ont fix pattes & une petite tête écailleufe. Les Infectes parfaits qui en proviennent font de forme ovale ; leurs

G vj

pattes font affez longues , & leur tête
eft petite & cachée en partie par la rondeur du corfelet.

Les deux efpeces principales qu'on
trouve aux environs de Paris , font le
Gribouri bleu de l'aune , & le Gribouri
de la vigne. Le premier, qui eft le plus
grand de tous ceux que nous ayons, eft
d'un bleu-violet tant en deffus qu'en
deffous : fes étuis, vus à la loupe, paroiffent parfemés de très-petits points
irréguliers. La forme de fon corfelet,
fous-lequel rentre fa tête , le caracté-
rife parfaitement. On le trouve ordinairement fur l'aune, & quelquefois fur
d'autres arbres, mais toujours dans des
endroits humides : il paroît au printemps.

Le fecond Gribouri eft celui de la
vigne. Il n'eft que trop connu dans les
Pays où il fait ravage. Sa tête eft noire
& renfermée fous fon corfelet, comme
cela fe remarque dans toutes les efpeces
de Gribouris : fes antennes font noires,
longues & filiformes : fon corfelet eft
noir, luifant & comme boffu , renflé
dans fon milieu : fon ventre eft large
& quarré ; les étuis qui le recouvrent
font d'un rouge fanguin, & couverts de

plusieurs petits poils, ainsi que le corselet. L'animal en dessous est noir, &
a ses pattes fort alongées. La larve de
cet Insecte se trouve sur la vigne, ainsi
que son nom l'indique assez.

Le Gribouri de la vigne passe l'hiver
en terre, attaché au pied des ceps des
jeunes vignes; il en ronge les racines
les plus tendres, & les fait souvent périr. Il sort de terre au mois de Mai, &
se jette ensuite sur le feuillage; il s'en
nourrit, & pique les boutons à fruit &
les jeunes jets, ce qui fait mourir tout
le nouveau bois. Pour obvier à ces Insectes, on plante des féves de marais en
grande quantité dans plusieurs endroits
de la vigne; ils quittent la vigne pour
s'attacher à les sucer : on coupe pour-
lors les feuillages inutiles, on les brûle
conjointement avec les Insectes au pied
de la vigne. Par ce moyen, on prévient,
autant qu'il est possible, le dommage
qu'ils pourroient faire, & un autre encore pire que le premier ; car ces Insectes piquent dans la suite le raisin,
quand il est mûr, pour y inférer leurs
œufs, d'où sortent des légions de vers
qui causent la pourriture des raisins &
détruisent tout à la veille des vendanges.

Le ſoleil ſurvient, qui pompe fort vîte tout le ſuc d'un raiſin attaqué , & le réduit en poudre. Les vers cherchent pour-lors une retraite pour ſe changer en chryſalides , & delà en Gribouris. S'ils trouvent du fumier , ils s'y logent : pluſieurs Propriétaires ont la précaution d'en faire mettre au pied de la vigne ; le fumier devient pourlors le rendez-vous de ces Inſectes & de beaucoup d'autres : on y met le feu à la fin de l'hiver , & on extermine par-là à coup ſûr ces Inſectes malfaiſans.

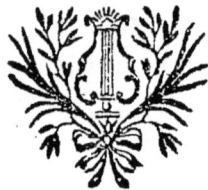

CHAPITRE XVII.

Du Hanneton.

C'EST une espece de scarabée, qui est si connu de tout le monde , qu'il est presque inutile de le décrire. Sa tête , son corselet & tout son corps sont d'un brun noirâtre , un peu velu ; ses étuis sont d'un brun plus clair, avec quatre stries élevées & luisantes : mais ce qui caractérise encore cet Insecte des autres scarabées , ce sont ces marques blanches triangulaires qui sont aux côtés de son ventre, une sur chaque anneau , & sa queue longue & recourbée. L'Insecte parfait se voit communément au printemps. Il gâte les feuilles & les fleurs des arbres. Le plus souvent on voit les mâles & les femelles accouplés ensemble. Lorsque la femelle est une fois fécondée , elle creuse un trou dans la terre à l'aide de ses jambes antérieures, qui sont larges, fortes & armées de pointes sur leurs bords ; elle s'y enfonce à la profondeur d'un demi-pied , & y dépose

des œufs oblongs, d'un jaune clair. On
découvre quelquefois en terre ces œufs;
ils y font rangés les uns à côté des autres. La ponte faite, la femelle fort de
terre; elle y vit encore quelque temps
avant de mourir : des œufs qu'elle a dé-
pofés proviennent des larves hexapodes,
blanches, que les Jardiniers nomment
Vers blancs. Ces larves rongent les racines des plantes & même des arbres, &
les font périr. Elles ont des antennes
compofées de cinq pieces, & neuf ftigmates de chaque côté : elles reftent fous
cette forme pendant près de quatre ans,
& chaque année elles changent au moins
une fois de peau. Elles s'enfoncent pendant l'hiver en terre à une grande profondeur pour fe mettre à l'abri du froid,
& y demeurent jufqu'au printemps fans
prendre de nourriture ; mais à l'approche de la belle faifon, elles remontent
vers la furface de la terre. Ces larves fe
métamorphofent feulement fur la fin de
la quatrieme année ; elles s'enfoncent
pour-lors en terre vers l'automne, quelquefois même à la profondeur d'une
braffe ; elles s'y conftruifent chacune
une loge liffe & unie, & après avoir
quitté leur derniere peau, elles s'y tranf-

forment en chryfalides. Elles reſtent pendant l'hiver ſous cette forme juſqu'au mois de Février ; elles deviennent pourlors des Inſectes parfaits, mais elles ſont encore molles & blanchâtres. Les parties qui les conſtituent ne s'affermiſſent qu'au mois de Mai, quand elles ſortent de terre & paroiſſent au jour : auſſi trouve-t-on ſouvent en terre, ſur la fin de l'hiver, des Hannetons parfaits ; ce qui a donné lieu à quelques Naturaliſtes d'avancer que les Hannetons vivoient d'une année à l'autre, & paſſoient leur hiver en terre pour ſe mettre à l'abri du froid. Les Hannetons mâles ſe diſtinguent des femelles par les feuillets des antennes, qui ſont beaucoup plus grands dans les premiers, & par la pointe poſtérieure du ventre, qui forme une eſpece de queue, plus courte dans les femelles.

Le nombre de ces Inſectes eſt prodigieux ; leurs ennemis ne peuvent ſuffire pour les exterminer. Le meilleur moyen pour les détruire eſt de battre les arbres avec de longues perches, de balayer en tas ces Inſectes qui en tombent, & de les tuer enſuite. Les Hannetons ne volent guere pendant le jour ; ils ſe tiennent cachés ſous les feuilles ou

de chêne, ou de figuier sauvage, ou de
tilleul, ou de noyer ; ils y restent assou-
pis jusqu'au coucher du soleil. C'est pour-
lors qu'ils s'attroupent, & avant de
prendre leur essor, ils déploient & alon-
gent leurs houpes : ils volent autour des
haies en bourdonnant, & sont si étour-
dis, qu'ils donnent brusquement contre
tout ce qu'ils rencontrent. Ces Insectes
se nourrissent de feuilles d'arbres &
d'œufs de Sauterelles ; mais à leur tour
les corbeaux en font leur proie. Quand
les feuilles sont une fois ravagées par
les Hannetons, les arbres en périssent
en partie, ou ne poussent l'année suivante leurs boutons que fort tard.

Les Hannetons sont presque de la nature des Cantharides, quant à leurs ver-
tus médicinales. Pris en poudre, ils pro-
voquent l'urine & le sang ; guérissent,
suivant quelques Auteurs, la morsure
des chiens enragés, & dissipent les rhu-
matismes. Nous avons prescrit avec succès les aîles de Hanneton, pulvérisées
dans du vin blanc, pour la rétention d'u-
rine. Quelques personnes recomman-
dent à l'extérieur la liqueur de ces Insectes sur les plaies ; on se trouve encore
très bien d'en mettre dans les emplâtres

contre les bubons pestilentiels & les carboncules ; on en mêle aussi dans les antidotes. L'huile commune dans laquelle on fait infuser des Hannetons vivans, peut très-bien remplacer l'huile de scorpion.

On a observé que jamais les poules ne pondent tant, que quand elles mangent des Hannetons ; c'est aussi une excellente nourriture pour les dindons.

M. Christian Kléeman, dans un Mémoire couronné par l'Académie Elecrale - Palatine, a donné l'histoire la plus curieuse & la plus étendue du Hanneton, depuis sa formation jusqu'à sa destruction, en parcourant toutes les époques de sa vie : il s'étoit particuliérement appliqué à cette étude depuis plusieurs années, sur-tout en 1761 & en 1762, temps où la multiplication de cet Insecte dévastateur lui fournit des occasions fréquentes de faire des observations & des découvertes. Après avoir parlé de la ponte de l'œuf, du ver, des métamorphoses, des especes différentes, des parties organiques, des ravages, &c. du Hanneton, il propose plusieurs moyens réunis pour détruire cette funeste espece.

Il voudroit que les Magistrats, les Seigneurs, les principaux Habitans des lieux infestés, assemblassent les Jardiniers, les Laboureurs, les Economes pour faire des chasses générales; on pourroit sur-tout y employer des Journaliers, des Bergers, des Mendians, de jeunes Paysans. M. Kléeman a tué lui-même plus de mille Hannetons dans un jour. Cent hommes distribués dans un canton pourroient donc, dans le même espace de temps, en détruire cent mille. Quoiqu'on rabatte de ce calcul, il est certain que dans quelques jours de chasse faite de bonne-heure, ils en tueroient une très-grande quantité, & dans le nombre, beaucoup de femelles en état de pondre vingt à trente œufs; ainsi la destruction de cent mille équivaudroit à un million. On auroit également soin d'écraser leurs œufs, &c. L'Auteur a vu avec le microscope, ainsi que Lewenhoeck, dans la semence des mâles, des animalcules vivans.

Les chasses devroient être continuées pendant les mois de Mai & de Juin: on iroit, sur-tout le matin, secouer les arbres; c'est le temps que les Hannetons prennent pour dormir, & on les fou-

feroit aux pieds. On doit conferver foigneufement les hirondelles, les rouges-
gorges, les hoche-queues & autres oifeaux friands de ces Infectes ; il feroit
peut-être poffible de dreffer quelqu'un
de ces oifeaux à la même chaffe. Si l'on
en tenoit à l'attache dans un jardin avec
affez de liberté pour voler à une certaine diftance, il eft à croire que les
Hannetons les fuiroient.

Les Jardiniers & les Laboureurs qui
ont occafion, en remuant la terre, de
rencontrer fouvent les œufs des Hannetons, ainfi que les vers qui en proviennent, devroient avoir l'attention de les
écrafer. Les Vignerons qui en rencontrent fouvent dans les vignes, ainfi que
des œufs de Sauterelles, ne doivent
point négliger la même opération. Si
elle fe faifoit avec une certaine attention dans toutes les campagnes, aux
environs des Villes, & de proche en
proche, on parviendroit infenfiblement
à en diminuer l'efpece. Nos bleds, nos
grains, nos arbres, nos plantes ne fe
trouveroient plus flétris & defféchés fur
pied par l'altération de leurs racines ron-
gées par les vers.

Plusieurs Cultivateurs, pour garantir
leurs arbres fruitiers & leurs légumes
de la morsure du ver du Hanneton, se
servent encore avec avantage de la suie,
qu'ils emploient par couche au-dessous
du terrein qu'ils ensemencent ou qu'ils
plantent : le ver, rebuté par l'amertume
de la suie, se retire, & cherche ailleurs
sa nourriture.

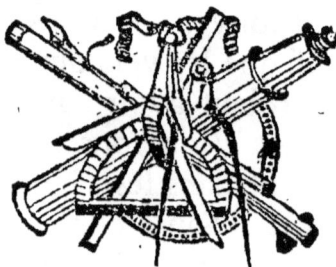

CHAPITRE XVIII.

Du Charançon.

LE Charançon est un petit coleoptere à étui, ou un petit scarabée ovipare, qui multiplie singuliérement ; ennemi de nos bleds, fléau terrible, qui, sans des soins presque continuels, détruiroit la farine de nos grains dans les granges, & les réduiroit à un tas de son. Cet Insecte est brunâtre, long à peu-près d'une ligne & demie, & d'une largeur proportionnée : sa tête est alongée en forme de trompe, ou comme armée d'une pointe longue, menue, qu'il introduit dans les grains de bled pour se nourrir de la substance farineuse. A l'extrémité de la trompe sont les antennes & les mâchoires ; ce qui constitue le principal caractere de ce genre d'Insecte, dont il y a plusieurs especes. Cet Insecte, avant de paroître sous cette forme de scarabée, a paru sous celle de ver, se nourrissant aussi de la substance du bled, même des féves, des pois, des lentilles

& plusieurs autres graines, qui, toutes
également attaquées de cet Insecte, na-
gent au-dessus de l'eau, tandis que les
autres tombent au fond. Ces vers, ou
plutôt ces larves de Charançons, sont
les mêmes que la plupart de celles des
Insectes à étuis ; elles ressemblent à des
vers alongés & mous : elles ont en devant six pattes, qui, ainsi que la tête,
sont écailleuses. Les endroits où habitent ces larves & leurs métamorphoses
présentent quelques particularités. Certaines especes, notamment celles qu'il
importe de faire connoître, trouvent
moyen de s'introduire dans les grains
de bled lorsqu'elles sont encore petites;
c'est-là leur domicile, & il n'est pas facile de les y découvrir : elles y croif-
sent à leur aise, & agrandissent peu à
peu leur demeure aux dépens de la farine intérieure du grain dont elles se
nourrissent. Lorsque l'Insecte , après
avoir mangé toute la farine, est parvenu à sa grosseur, il reste caché sous
l'écorce vuide du grain, y subsiste seul,
s'y métamorphose, y prend l'état de
nymphe, & n'en sort que sous la forme
d'Insecte parfait, en perçant la peau de
son habitation. On ne peut qu'avec peine
reconnoître

reconnoître à la vue les grains de bled qui sont attaqués & vuidés par ces Insectes. Le froid engourdit ces animaux sans les faire périr ; au moins ils le supportent assez bien jusqu'au 70ᵉ degré du thermometre de M. de Réaumur ; ils habitent même par préférence le côté du grenier exposé au midi. Les Charançons multiplient beaucoup, & aiment à vivre en société ; aussi se ramassent-ils toujours par pelotons : mais ils aiment la tranquillité ; pour peu qu'on les inquiete en remuant le bled, ils percent les grains, & cherchent à se procurer un abri ailleurs. On voit dans quelques Pays des Charançons qui ont jusqu'à la grosseur & la longueur de gros cerfs-volans.

On trouve dans les Ouvrages périodiques beaucoup de recettes propres, à ce qu'on dit, pour détruire les Insectes nuisibles au bled, tels que l'Insecte que nous venons de décrire. Nous en allons rapporter ici plusieurs. Dans le Journal Economique du mois de Novembre 1752, on lit les moyens suivans :

Faites construire, dit M. de Goyon de la Plombange, qui a communiqué ces moyens au Rédacteur du Journal

H

Economique , un bâtiment rond à-peu-
près comme une tour, d'une grandeur
suffisante pour contenir la quantité de
bled que vous pouvéz avoir dans une
année ; enfoncez-le en creusant huit ou
dix pieds en terre ; que le bâtiment soit
en lieu sec ; que le mur soit au moins
de deux pieds d'épaisseur de pierre de
taille , ou de brique , ou du moilon à
chaux & sable , bien conditionné & bien
fondé. Ne laissez aucune ouverture au
mur , & élevez-le au-dessus du rez-de-
chaussée de neuf à dix pieds , avec un
entablement ou corniche fort saillante;
couvrez le bâtiment d'un toît où vous
ménagerez plusieurs lucarnes avec des
fenêtres ; faites un plancher à trois ou
quatre pieds du terrein , soutenu de bon-
nes solives bien étayées par le bas, soit
par des piliers de pierre ou de bois de-
bout : ne vous servez que de planches
de chêne d'un pouce & demi d'épaisseur double joint , bien clouées ; après
quoi, dans les intervalles des solives ,
faites à ces planches des trous de tar-
riere de deux pouces de diametre qui
percent le plancher d'outre en outre;
ayez soin que les trous soient près les
uns des autres , également distans &

disposés en échiquier ou en quinconce : les trous seront couverts de petites plaques de fer-blanc, percées comme une rape à tabac & clouées aux planches, afin qu'elles ne se dérangent point. Les environs du mur peuvent être également boisés ; mais les planches du mur n'en seront point trouées, comme les autres planches. On pourra mettre sur le plancher du bled ou toute autre espece de grain à la hauteur de douze pieds & plus, sans avoir peur qu'il s'échauffe ; mais aussi aura-t-on au-dessus du toît de la garde-pile (c'est ainsi que M. de la Ploinbange nomme le bâtiment ainsi décrit) un moulin à vent, dont les aîles auront sept à huit pieds de long, faites dans le nouveau systême des moulins à vent. Cette machine mettra en mouvement un soufflet ou ventilateur, qui prendra le vent extérieur de la garde-pile, & le chassera par un tuyau de planche ou de fer-blanc du diametre de huit à neuf pouces : ce tuyau sera toujours proportionné à la grandeur du diametre du bâtiment, & aura un demi-pouce pour un pied du diametre du plancher ; il sera introduit dans la cour qui est sous le plancher, & l'air extérieur

H ij

comprimera ainsi celle de la cour, &
l'obligera par conséquent de passer par
les petits trous de fer-blanc & dans tous
les interstices qui se trouvent entre les
grains de froment. L'air se trouvant re-
nouvellé de la sorte par le mouvement
continuel du ventilateur, le bled s'en
trouvera rafraîchi ; ce qui empêchera
les œufs des Charançons d'y éclorre.
On laisse le bled passer ainsi l'hiver ; on
le tire ensuite de la garde-pile, & on le
met en un lieu sec & clos : on peut le
conserver cent ans par ce moyen. Telle
elle est la première méthode rapportée
dans le Journal Economique contre les
Charançons : on y en trouve encore
d'autres.

Dans le Journal du mois de Mai 1756
il est rapporté que de tous les moyens
qu'on a essayés pour se défaire d'une si
pernicieuse engeance, le plus efficace est
d'arroser les planches & les murailles du
grenier avec une décoction d'ail, bien
& duement trempé & macéré dans une
quantité suffisante d'eau salée : l'odeur
de cette décoction ne s'est pas plutôt répandue, que le Charançon creve ou dé-
guerpit. Le savinier, le soufre, la corne-
de-cerf, le lierre, le buis & générale-

ment tout ce qui a une odeur forte, ainsi
que nous l'avons déja observé, produisent le même effet. Le Charançon ne
fuit pas moins la fleur du houblon; il
ne peut aussi souffrir la fleur de sureau,
qui éloigne encore par son odeur la
Chenille, la Mitte & la Teigne. On prétend que l'absynthe, la rhue, l'aurone,
la sariette, la fougere, la lavande, la
nielle & la coriandre verte ont pareillement cette propriété.

On a remarqué dans tous les temps
que la graine de navet attiroit le Charançon; cet Insecte quitte le bled pour
cette graine, de même que pour le rai-
sinet.

La Gazette d'Agriculture rapporte encore plusieurs moyens pour détruire les
Charançons. Un de ceux qu'elle exalte
le plus dans un Mémoire anonyme sur
les Insectes, est l'eau bouillante; MM.
Duhamel & de Réaumur avoient déja
pensé de même. Elle annonce aussi le
delphinium ou pied-d'alouette comme un
excellent secret contre les Charançons.
On y lit aussi la recette suivante : On
remplira un grand chaudron de feuilles
de persicaire ou *hydropiper*; on mettra
sur les feuilles une livre & demie de sel

marin, deux ou trois gouffes d'ail, &
environ un bon feau d'eau : on fera
boüillir le tout enfemble, & on arrofera avec cette décoction le plancher du
grenier, les murs & les tas de bled, fans
les remuer. Cette afperfion, dit-on, eft
à peine faite, que le Charançon quitte
avec précipitation les tas de bled : lorfqu'il paffe fur les endroits arrofés, il
périt, en devenant rouge comme une
écreviffe cuite.

On indique encore deux moyens pour
parvenir à la deftruction des Charançons : l'un confifte à faire répandre du
tan ufé, nouvellement tiré des foffes des
Tanneurs, à la hauteur de trois ou quatre doigts par tout le grenier ; on l'y
laiffe fept ou huit jours. Ce temps fuffit
pour faire difparoître ou faire mourir
les Charançons. L'autre eft de faire fécher du houblon frais, dès le jour qu'on
le cüeille : la forte odeur du fruit de cette
plante les fait périr, & chaffe même les
fouris.

Un autre fecret pour faire périr ou du
moins pour chaffer les Charançons, eft
de faire brûler une certaine quantité de
cornes de mulets & de vieux fouliers.
On ferme bien les portes & les fenêtres

pour que les murailles foient impré-
gnées de la fumée & conféquemment de
la mauvaife odeur. Comme cette odeur
refte pour l'ordinaire un an, on fera délivré pendant ce temps de toutes bêtes
deftructives.

Un Anonyme a annoncé dans notre
Journal de *la Nature confidérée*, année
1778, une méthode qu'il donne comme
très-efficace pour la deftruction des Charançons : c'eft vers la fin de Septembre
qu'on en doit faire ufage. Comme c'eft
le temps où les noix font parvenues à
leur maturité, il faut prendre une grande
quantité de *bagnes* de ces fruits; choifir
les plus gros, les mettre fans aucun ap-
prêt dans les coins du grenier infecté
par ces Infectes, & les y laiffer. Attirés
par cet appât, ils quittent le bled, & fe
jettent fur ces *bagnes*, qui paroiffent être
un poifon, auquel ils ne peuvent ré-
fifter. Comme il peut fe faire que ces
Infectes aient dépofé leurs œufs fur des
fablieres ou dans des murailles, & que
l'année fuivante cette engeance fe re-
nouvelle, il eft à propos d'employer
plufieurs années de fuite cette recette
auffi fimple qu'efficace, & l'on parvien-
dra à fe voir délivrer de ce fléau.

H iv

M. de Broffes, premier Préfident du Parlement de Dijon, s'apperçut que les Charançons avoient attaqué quelques tas de bled dans une de fes Terres ; ce Magiftrat craignoit de ne pouvoir purger fes greniers de ces Infectes voraces, lorfqu'un de fes domeftiques l'affura que dans trois jours on ne verroit pas un Charançon, & qu'il s'en débarrafferoit par un moyen bien fimple qu'il avoit vu pratiquer en Poitou : en effet, ce domeftique courut auffi-tôt à la cuifine, en rapporta plufieurs écreviffes vivantes, & les jetta fur le bled charançonné, affurant que l'odeur que ce poiffon teftacée répandroit dans le grenier, furtout fi on l'y laiffoit crever & pourrir, feroit indifférente pour le grain, mais très-funefte aux Infectes. Quatre heures après l'opération, les Charançons fortirent de toutes parts, quoique les écreviffes fuffent encore vivantes, & fe répandirent fur les murs en fi grande quantité, qu'ils en étoient tout noirs en plufieurs endroits. Ces animaux cherchant à s'échapper par les fentes, périffent dès qu'ils font au grand air. Il eft bon de faire ce remede dès qu'on s'apperçoit que ces Infectes font nichés dans les bleds.

Une autre recette pour détruire les Charançons, c'eſt de faire remplir un grand chaudron, ſi un ne ſuffit pas, deux, de leſſive fraîche, & mettre dans ce chaudron autant d'écailles de cerneaux qu'il en peut contenir ; c'eſt à-dire, la coque & le verd tout enſemble, après que la noix encore cerneau en eſt retirée ; faire bouillir cette leſſive & les écailles pendant environ deux heures ; faire porter ces chaudronnées toutes chaudes dans le grenier ; les répandre ſur toute la ſuperficie du plancher, & avec un balai la faire enduire de la liqueur en la faiſant entrer tant ſoit peu dans les trous ou crevaſſes des mortiers de ces murs, où ſe retirent ces petits animaux.

M. Argond a eu recours, pour détruire ces Inſectes, à un expédient qui paroîtra ſingulier, mais qui n'a pas moins réuſſi. Aux approches de la Saint-Jean, comme il n'y avoit dans ſa grange ni grains, ni foin, ni paille, & qu'elle étoit pour-lors entiérement vuide, il y fit porter cinq ou ſix ſacs remplis de fourmillieres ; on répandit cette terre ſur le plancher : auſſi-tôt les Fourmis ſe diſperſerent de tous les côtés ; elles atta-

H v

querent les Charançons , & ne lâcherent
prise qu'après les avoir entiérement dévorés & détruits. Quatre ou cinq jours
après cette opération , il ne se trouva
plus de Charançons dans la grange. M.
Argond la fit ensuite nettoyer ; la terre
des fourmillieres fut transportée ailleurs;
les Fourmis s'enfuirent , & les Charançons n'ont plus reparu.

Dans la Sicile on garantit les grains
des attaques des Charançons , en faisant
usage de l'hieble , ou de quelque autre
plante dont l'odeur est forte : on y est
aussi dans l'usage de faire tremper ces
plantes dans de l'eau de mer , & on
répand ensuite cette eau dans les greniers.

M. Thiebault , Curé de Magny-lès-
Metz , voyant un tas d'orge qu'il avoit
dans son grenier tout couvert de Charançons , eut recours à un expédient
bien simple , & dont l'expérience mon-
tra que le succès en étoit aussi sûr que
la pratique en étoit aisée. Il fit tremper
des draps de toile de chanvre , les fit
tordre , & les étendit sur son orge. Une
heure & demie après il les releva , &
fut agréablement surpris de les trouver
tout couverts de Charançons qui s'y

étoient attachés. Il voulut recommencer l'opération, mais il n'en trouva plus.

Lorsque les granges font vuides & bien nettoyées, vous y ferez coucher un troupeau de moutons pendant deux mois; l'odeur de ces animaux fera crever infensiblement ces Insectes dévorans. Si au bout de dix-huit mois il en reparoissoit encore, on pourra placer au milieu de la grange ou du grenier une large poële pleine de feu bien embrasé, dans lequel vous mettrez trois à quatre vieux fouliers & de la corne de cheval ou de mulet, de bœuf ou de vache : vous fermerez bien les portes & les fenêtres. Vous répéterez cette opération toutes les fois que ces Insectes reparoîtront.

Ou bien, vous mettrez dans un tonneau ou dans un autre vase autant de chaux qu'il est nécessaire pour en enduire tous les bois & les murs de vos greniers ou de vos granges ; vous faites éteindre cette chaux dans de l'eau de lessive, & vous y mettez une livre d'huile d'afpic fur douze à quinze livres de chaux. Après avoir bien remué cette liqueur, vous blanchirez les murs & les bois de la grange ou du grenier.

H vj

Ou bien, vous remplirez un grand chaudron de feuilles de persicaire âcre; vous mettrez sur les feuilles une livre & demie de sel marin, deux ou trois gousses d'ail, & environ un bon seau d'eau : vous ferez bouillir le tout ensemble, & vous arroserez avec cette décoction le plancher du grenier , les murs & les tas de bled, sans les remuer. Cette aspersion est à peine faite , que le Charançon quitte avec précipitation les tas de bled; & lorsqu'il passe sur les endroits arrosés, il périt en devenant rouge comme une écrevisse cuite.

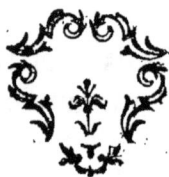

CHAPITRE XIX.

Des Sauterelles.

Les Sauterelles font de petits Infectes bien propres à humilier l'orgueil de l'homme. Elles ravagent fouvent nos campagnes, & nous privent par-là de leurs récoltes, d'où nous tirons notre vraie fubftance. Elles font femblables au Criquet : leurs antennes font fimples, filiformes & beaucoup plus longues que le corps. Il fe trouve à la queue des femelles des appendices : leurs yeux font au nombre de trois, petits, liffes. Ces Infectes fautent, comme le Criquet, à l'aide de leurs pattes poftérieures, qui font fortes & beaucoup plus longues que les antérieures. Ils marchent lourdement & volent affez bien. Leurs femelles dépofent leurs œufs dans la terre par le moyen de leurs appendices, qui font compofées de deux lames : l'œuf, au fortir de l'ovaire, gliffe entre ces deux lames & s'enfonce en terre. Elles en pondent un affez grand nombre à la fois,

& de ces œufs réunis dans une membrane mince se forme une espece de grouppe. Les petites larves qui en proviennent sont en tout semblables, à la grandeur près, à l'Insecte parfait ; la seule différence qu'on y remarque, c'est qu'elles n'ont ni aîles ni étuis, mais seulement des especes de boutons au nombre de quatre, où sont contenus les uns & les autres sans être développés. Le développement ne se fait que lorsque l'Insecte a pris son accroissement.

Les Sauterelles habitent ordinairement les prairies, de même que leurs larves. Elles sont très - voraces, & se nourrissent d'herbes. Elles ont plusieurs estomacs ; c'est pour cette raison que différens Auteurs prétendent qu'elles ruminent. M. Geoffroy en rapporte dans son Traité, de deux especes, qui se trouvent, selon lui, aux environs de Paris. La premiere est, dit-il, la Sauterelle à sabre ; *Locusta caudâ ensiferâ curvâ.* Geoffr. 397. Cette Sauterelle a onze lignes de longueur sur une & demie de largeur : sa couleur est par-tout d'un verd un peu pâle : ses antennes, qui sont filiformes, vont en diminuant vers l'extrémité, & sont plus longues

que le corps : son corselet a au-dessus
une surface applatie, qui va en s'élargissant du côté des étuis : ceux-ci sont
un peu nébuleux, & les aîles sont ré-
ticulées : les aîles & les étuis débordent
le corps d'un bon tiers. La femelle porte
à l'extrémité du ventre une espece de
petite pointe applatie & large, recourbée en haut, & composée de deux lames, qui représentent par leur figure la
corne d'un sabre : c'est avec ses lames
qu'elle enfonce ses œufs profondément
dans la terre. Les cuisses postérieures de
ces Insectes sont fort grandes & aussi longues que les étuis ; ce qui distingue la
Sauterelle à sabre de la Sauterelle à coutelet, qui est la seconde espece, & qui
habite aussi, selon M. Geoffroy, les environs de Paris ; *Locusta caudâ ensiferâ
rectâ.* Geoff. 398. Cette espece a 23 lignes de longueur sur 3 de largeur. Elle
est d'un beau verd : ses antennes sont
déliées, très-longues, surpassent la longueur du corps, & sont composées d'un
nombre infini d'anneaux ; le coutelet applati par-dessus se coule par un angle
aigu vers les côtés & s'avance au milieu un peu plus bas sur les étuis : ceux-
ci sont d'un beau verd & d'un tiers plus

longs que le corps. La femelle porte à l'extrémité du ventre une espece de coutelet applati, droit, long, formé de deux lames plates qui lui servent à déposer ses œufs : cette appendice est jusqu'au bout des étuis. Le mâle n'a point cette queue, ainsi que nous l'avons déja observé ; mais on voit à la base de ses étuis en-dessous une large ouverture, formée par une pellicule mince semblable à la peau d'un tambour, & qui produit le bruit que fait entendre cet Insecte à la campagne. Les cuisses postérieures, quoique longues, ne vont qu'aux deux tiers des étuis ; au lieu que dans la Sauterelle à sabre elles sont aussi longues.

Swammerdam fait mention de plusieurs especes de Sauterelles étrangeres. Il y a dans l'Amérique une espece qui porte un capuchon : elle est d'un rouge très-foncé, mêlé de blanc. Il s'en trouve encore dans le Cap de Bonne-Espérance deux especes très-remarquables. Au Royaume d'Issiny, les Sauterelles font un bruit singulier dans les campagnes & même au sommet des maisons. Celles de la Baie de Saint-Louis, des Indes Orientales & de l'Isle de Madagascar sautent au visage & à la poitrine des habitans avec tant de force, qu'à peine a-t-on la liberté de respirer. Les Sauterelles des Antilles sont assez semblables aux nôtres. La Sauterelle-cheval se voit à la Louisiane ; elle est de la grosseur d'un pouce : son corps & ses grandes aîles sont noires ; les petites aîles de dessous sont du plus beau pourpre que l'on puisse voir. Cette Sauterelle a, ainsi que toutes les autres, la tête faite comme celle d'un cheval qui auroit les oreilles coupées près la tête.

Le P. Naret, Missionnaire au Levant, dans la Relation qu'il fait de son voyage dans la Palestine, dit, en parlant des Sauterelles, qu'il ne faut pas s'étonner que le saint Précurseur, qui n'alloit pas chercher bien loin de quoi subsister, se contentât de Sauterelles ; car elles sont ici, ajoute-t-il, en grande quantité. Un autre Missionnaire du Levant rapporte que dans l'ancienne Lybie les Sauterelles sont si nombreuses, qu'elles ne manqueroient pas de ruiner le pays, si la Providence ne fournissoit pas une ressource contre ces animaux si foibles & si invincibles à toutes les forces de l'homme. J'en ai vu, dit ce Missionnaire,

quelquefois en l'air des nuées entieres
qui déroboient le soleil aux yeux : elles
mangerent cette année, continue-t-il,
toutes les herbes & jusqu'aux feuilles
des arbres, & même des oliviers : de
leurs œufs on en vit renaître, après leur
mort, une effroyable quantité, qui
acheva de tout gâter. Dans cette cala-
mité publique, le remede que Dieu en-
voie de temps en temps est une espece
de petits oiseaux, qui viennent du côté
de la Perse, & qui ont un cri à-peu-
près semblable à celui de nos Martinets.
En voltigeant sur les terres couvertes
de ces Sauterelles, ils les mettent en
désordre, ils les dévorent, & la diges-
tion est faite en un instant. On va chercher dans le pays d'où viennent ces oiseaux une certaine eau, & on la garde
précieusement dans les grandes Villes de
l'Orient, sur-tout à Damas & à Alep,
qui sont plus souvent affectées de ce
fléau : on prétend ici (ce qui paroît
néanmoins bien singulier) avoir reconnu
par une expérience constante, que dès
qu'on remue cette eau, ces oiseaux
viennent en foule, comme s'ils la sen-
toient & étoient attirés par son odeur;
on les nomme *Zenarmers*. Au reste, on

ne compte pas tellement sur ce secours, qu'on n'implore en même temps celui du Ciel.

Dans les Mémoires du Levant il se trouve une anecdote qui est très - curieuse : c'est la description de la façon avec laquelle les Sauterelles traversent les rivieres ; elle est bien surprenante. Les premieres Sauterelles, rapporte-t-on dans ces Mémoires, qui se présentent sur la rive, se rapprochent & se resserrent les unes contre les autres, & forment une chaîne ou un cordon assez large ; elles se jettent dans l'eau, font de leur corps une espece de pont, sur lequel celles qui les suivent passent à l'autre bord & y vont porter la désolation. Ce trait mérite néanmoins confirmation ; & si nous l'avons rapporté, c'est pour ne laisser rien à desirer sur ces Insectes.

Un autre trait plus probable que celui-ci, se trouve encore rapporté dans les Mémoires du Levant. Il s'est trouvé anciennement sur la pointe d'une montagne des environs de Bascomte, un serpent d'une grosseur extraordinaire, qui attendoit les Sauterelles au passage, & qui mangeoit toutes celles qui s'appro-

choient de lui. Il en entra une quantité
prodigieuse dans sa gueule béante : mais
dès que les Sauterelles, qu'il avaloit
toutes vivantes, eurent pénétré dans ses
entrailles, elles le dévorerent à leur
tour, & le rongerent de façon, que
bientôt il n'en resta plus que les épines
& les arêtes.

Lémery, en parlant des Sauterelles,
rapporte qu'il paroît en certains temps
des Sauterelles d'une grandeur extraordinaire, qui, poussées par les vents,
vont tomber quelquefois en si grande
quantité dans des pays, qu'elles couvrent toute la surface de la terre, &
qu'elles la ravagent totalement. Si l'on
en croit Scaliger, les Sauterelles font
toutes les années des dégâts dans quelques contrées. La consternation que répand souvent parmi le peuple la multitude innombrable de ces Insectes, est si
grande, qu'on les regarde comme des
animaux extraordinaires & étrangers,
tandis qu'ils font nés pour l'ordinaire
dans le pays, & qu'ils n'ont aucune différence essentielle qui les caractérise.

Cependant il n'est que trop vrai que
de tous les animaux il n'y en a point de
plus pernicieux ni de plus nuisible au

genre humain que les Sauterelles. Les anciens Naturalistes les donnent comme les avant-coureurs de la famine, de la peste & de la guerre. Elles peuvent fort bien l'être des deux derniers fléaux, puifqu'elles ravagent tout, & que les maladies épidémiques font fouvent les fuites de la difette ; elles furent la huitieme plaie dont Dieu frappa les Egyptiens fous Pharaon. Aldrovande & beaucoup d'autres Auteurs rapportent plufieurs exemples des dégâts que ces Infectes ont occafionnés. Mézeray, dans fon *Hiftoire de France*, dit qu'au mois de Mai 1763 il s'engendra une fi grande quantité de Sauterelles dans la campagne d'Arles en Provence, qu'en moins de fept à huit heures elles rongerent jufqu'à la racine des herbes & des grains dans l'efpace de plus de quinze mille arpens de terre ; elles pénétrerent même dans les greniers & dans les granges, & confommerent tous les grains qui y étoient. Quand ces Sauterelles s'attroupoient & s'élevoient en l'air, elles formoient une efpece de nuage qui cachoit le foleil. Lorfqu'elles eurent ravagé tout le territoire des environs d'Arles, elles pafferent le Rhône, & vinrent à Ta-

rascon & à Beaucaire ; mais comme la
récolte étoit pour-lors faite , elles mangerent les herbes des jardins & les lu-
zernes. Elles prirent ensuite leur route
vers Bourbon , Valabres , Montfrior
& Aramon; elles y firent le même dégât ; & sans les étourneaux & d'autres
oiseaux blancs, nommés dans le pays
gabians , qui en firent leur proie , ces
Insectes auroient encore poussé plus loin
leur route & leur ravage.

Celles qui échapperent à ces oiseaux,
déposerent une si grande quantité d'œufs,
que tout le pays en eût été désolé , si
on les eût laissés ; mais il y eut des
ordres de la part des Magistrats de ramasser ces œufs & de les enterrer , ou
de les jetter dans le Rhône. On en ra-
massa trois mille quintaux ; & on ob-
serva dans ce temps que si ces œufs
avoient réussi, chaque quintal auroit pu
fournir un million sept cents cinquante
mille Sauterelles.

Dans l'*Histoire de Charles XII* il est fait
mention des Sauterelles qui incommo-
derent beaucoup , dit l'Historien , ce
Prince infortuné dans la basse Arabie.
Une horrible quantité de ces Insectes
s'éleva sur le midi du côté de la mer,

d'abord à petite flotte, ensuite comme des nuages qui obscurcirent l'air, & le rendirent si sombre & si épais, que dans toute cette vaste plaine le soleil parut entièrement éclipsé. Ces Insectes ne volerent point proche de terre, mais à-peu-près à la même hauteur que les hirondelles, jusqu'à ce qu'ils trouverent un champ sur lequel ils purent se jetter. On en rencontroit souvent sur le chemin, continue l'Historien de Charles XII, d'où ils s'élevoient avec un bruit semblable à celui d'une tempête ; ils venoient fondre sur l'armée de Charles XII comme un orage, se jettoient sur la même plaine où elle étoit campée, & sans craindre d'être foulés aux pieds des chevaux, ils s'élevoient de terre & couvroient le corps & le visage des soldats à ne pouvoir pas voir devant eux, jusqu'à ce que l'armée eût entièrement passé l'endroit où ces Insectes s'arrêtoient. Par-tout où les Sauterelles reposoient, elles y faisoient un dégât affreux en broutant l'herbe jusqu'à la racine ; en sorte qu'au lieu de cette belle verdure dont la campagne étoit auparavant couverte, on n'y voyoit qu'une terre aride & sablonneuse. On ne sauroit croire, ajoute notre Historien, qu'un si petit animal pût passer la mer, si l'expérience n'en avoit si souvent convaincu ces pauvres Peuples : car après avoir passé un petit bras du Pont-Euxin , en venant des Isles ou Terres voisines, ces Insectes traversent encore de grandes Provinces, où ils mangent tout ce qu'ils rencontrent, jusqu'à ronger même les portes des maisons.

Lorsque les Sauterelles sont en campagne, elles partagent entr'elles le butin. Elles ont toujours , dit-on , à leur tête un Chef qui voyage au hazard ; & où il s'arrête , les autres restent, & ne passent pas outre pour maintenir l'ordre dans leur marche. Dans les endroits où elles périssent, elles infectent l'air & y occasionnent des maladies.

Si on en croit Orose , en l'an 3800 du monde il y eut en Afrique une quantité considérable de Sauterelles ; elles y consumerent toutes les herbes , après quoi elles se noyerent dans la mer d'Afrique ; l'eau de cette mer en fut tellement infectée , que la puanteur qui s'en évaporoit continuellement, occasionna la mort à plus de trois cents mille hommes.

Suivant

Suivant l'extrait de deux lettres écrites en 1690 à M. l'Abbé de Saint-Usfan, il se trouva pendant le courant de la même année des Sauterelles en Russie en une si grande quantité, que pendant leur vie elles faisoient plier jusqu'à terre les branches des arbres sur lesquelles elles se perchoient, & qu'après leur mort la terre en étoit couverte de plus de quatre pieds.

On n'a pas encore pu parvenir à trouver quelques recettes sûres pour éloigner ou faire périr les Sauterelles. Aldrovande, ce grand Naturaliste, n'en reconnoît d'autre que la Priere ; c'est-à-dire, dit-il, qu'il faut recourir à Dieu pour les exterminer, en tâchant de fléchir sa colere par des Prieres publiques.

Si les Sauterelles n'étoient pas en aussi grande quantité qu'elles le sont communément, on pourroit parvenir à les détruire, d'autant qu'il est facile de les prendre, & que pour-lors on peut les écraser.

I

CHAPITRE XIX.

De la Lisette.

La Lisette est un Insecte auquel on
donne aussi les noms de *Coupe-bourgeon*,
d'*Urebec*, de *Couturiere* & d'*Ebourgeon-
neur*. Il est petit, à-peu-près lenticu-
laire : le mâle est verdâtre, & la femelle blanche. Il coupe les bourgeons
des arbres. Quelques Jardiniers, pour
en garantir les jeunes greffes ou jets,
les enveloppent dans de petits sacs de
papier, liés avec un fil; mais souvent
cette précaution est inutile.

Cet Insecte fait sur-tout un grand
tort à la vigne; il en ronge & coupe
les bourgeons quand ils sont parvenus à
la longueur d'un demi-pied ou environ.
Il enveloppe ou vrillonne ses œufs dans
la pampre, & ces œufs produisent des
vers, qui s'attachent aux raisins vers le
temps de leur floraison, & l'enveloppent d'une espece de toile fort déliée,
assez semblable à celle de l'Araignée :
enfin, ces vers se changent en petits scara-

bées, & ces fcarabées font les Infectes, qu'il a plû aux Cultivateurs de nommer *Lifettes.*

Quand les raifins fe trouvent chargés de *Lifettes*, il faut avancer de quelques jours les vendanges, pour que le vin ne graiffe point ; car la trop grande quantité de ces Infectes le rendroit mou, gras, fade & de mauvaife qualité. Cependant on peut en diminuer le nombre, en épluchant les vignes ; mais il faut le faire avec beaucoup d'adreffe. Et en effet, dès que ces petits animaux s'apperçoivent qu'on veut les prendre, ils fe laiffent tomber à terre & s'y cachent ; c'eft pourquoi il faut mettre la main fous la feuille ou la branche de la vigne pour recevoir ceux qui veulent s'échapper, ou étendre un linge à terre ; enfuite leur arracher la tête, & les mettre dans un pot pour les écrafer, ou les brûler hors de la vigne. On aura auffi foin de ramaffer toutes les feuilles où leurs œufs font enveloppés, tant celles qui tiennent encore à la vigne, que celles qui font tombées par terre. Mais pour qu'un Particulier ne travaille pas en vain en faifant éplucher fa vigne, il faut que fes voisins fassent la même chose & en même temps, parce que ces Insectes volants d'une vigne à une autre, auroient bientôt repeuplé les endroits qu'on auroit dégarnis.

Pour empêcher les Lisettes d'endommager les vignes, il faut, dit-on, y semer de loin en loin du chanvre vers le mois de Mars, & couper ensuite les têtes des plantes qui en proviendront, ou les arracher tout-à-fait sans les laisser monter en graine.

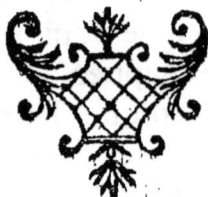

CHAPITRE XX.

Du Puceron.

LES caracteres diſtinctifs du Puceron ſont de n'avoir qu'un ſeul article aux tarſes, & deux eſpeces de pointes ou cornes plus ou moins longues ſur l'extrémité du ventre. Dans quelques eſpeces, ces cornes ſont longues, droites & dures; dans d'autres, elles ſont groſſes, courtes & ſemblables à des tubercules; mais elles ſe trouvent dans toutes les eſpeces.

Il n'y a point d'Inſectes auſſi communs que les Pucerons; on en trouve ſur preſque toutes les plantes, preſque toujours en ſociété & ſouvent en grande quantité. Ces petits Inſectes ont tous ſix pattes grêles & menues : leur corps eſt gros, maſſif & lourd, & ils ne marchent qu'avec peine : beaucoup reſtent très-long-temps immobiles ſur les tiges & les feuilles des plantes, & quelquefois cachés ſous les mêmes feuilles recourbées & comme figurées en calotte.

Les aîles de ceux qui en ont, font grandes & plus longues que leur corps: leur trompe, qui est très-longue, prend son origne du corselet entre les pattes de la premiere paire; mais il y a souvent un stylet qui part de la tête & qui est couché sur la base de cette trompe, en sorte qu'elle paroît naître de la tête: peut-être ce stylet conduit-il à la tête une partie de la nourriture que prend cet Insecte.

Le Puceron est un des Insectes qui offre le plus de singularités à un Naturaliste. Il s'en trouve qui font aîlés, & d'autres sans aîles : on croiroit d'abord que les aîlés font les mâles, & les autres les femelles; mais il s'en trouve quelques-uns de ceux-ci qui font encore aîlés. Au reste, il est facile de distinguer les larves & les nymphes des Pucerons qui doivent devenir aîlés, d'avec ceux qui font sans aîles; les larves ont de chaque côté, à la partie postérieure du corselet, un bouton ou paquet qui renferme les aîles, qui doivent se développer par la suite. Ces individus font imparfaits; ils n'engendrent point : mais pour les autres, ils s'accouplent & font des petits, soit qu'ils foient aîlés ou non.

C'est donc une premiere singularité dans ce genre d'Insectes d'avoir des femelles ailées & sans aîles, également parfaites les unes & les autres.

Une seconde singularité particuliere aux Pucerons, c'est que ces Insectes sont ovipares & vivipares tout à la fois : tantôt ils rendent des œufs oblongs, assez gros pour leur corps, d'où sortent par la suite des petits ; tantôt, & le plus souvent, on les voit faire des petits vivans. Selon les différentes observations qu'on a faites, il est probable que ces animaux sont vivipares durant l'été, & qu'ils ne pondent des œufs que pendant l'automne, qui est précisément le temps de l'accouplement. Comme ces Insectes périssent pendant la saison rigoureuse de l'hiver, l'espece ne pourroit s'en perpétuer, s'ils ne laissoient des œufs tout fécondés.

Les petits qui naissent vivans sortent du ventre de la mere le derriere le premier, & il arrive quelquefois qu'une même mere en fait quinze ou vingt dans un jour, sans paroître moins grosse qu'auparavant. Une expérience à faire, c'est de presser doucement une de ces meres ; on voit pour-lors sortir de son ventre une infinité de Pucerons, qui se trouvent toujours de plus petits en plus petits, & qui filent comme des grains de chapelet.

Une troisieme & derniere singularité dans ces Insectes, c'est qu'un seul accouplement paroît féconder les femelles pour plusieurs générations. Qu'on prenne un petit Puceron dans l'instant qu'il sort du ventre de sa mere ; qu'on l'enferme en particulier, ayant soin seulement de lui fournir la nourriture qui lui convient, ce Puceron, s'il est femelle, fera bientôt des petits : qu'on prenne pareillement un de ces petits, venu de ce Puceron non-accouplé, de ce Puceron vierge, si on peut se servir de ce terme, on voit ce petit en faire encore d'autres ; & en répétant de nouveau la même expérience, il en résultera d'autres petits. Quelques Naturalistes l'ont répétée jusqu'à la troisieme & quatrieme génération, & M. Bonnet jusqu'à la neuvieme dans l'espace de trois mois. Mais comment expliquer un pareil phénomene ? c'est-là le point difficile. Tout ce qu'on en peut dire de plus probable, c'est que la fécondation que produit l'accouplement se transmet à plusieurs

générations de fuite, qui produifent jufqu'à ce que cette vertu prolifique s'é-
puife peu à peu dans les générations
fuivantes.

Tous les Pucerons, tant aîlés que
fans aîles, changent plufieurs fois de
peau; c'eft après ce changement que
les aîles fe développent dans les premiers. Quand ils font fous la forme de
larves, à peine peut-on diftinguer les
endroits où les aîles doivent paroître :
mais lorfqu'ils ont acquis l'état de nymphes, on remarque de chaque côté une
efpece de bouton, qui renferme les aîles
futures. A l'égard des Pucerons qui reftent toujours fans aîles, les métamorphofes fe terminent uniquement au changement de la peau. Au furplus, la forme
de la larve, de la nymphe & de l'Infecte parfait eft précifément la même,
& il eft impoffible de les diftinguer.

Plufieurs de ces Infectes, dit M. Geoffroy, font couverts d'une poudre blanche, & quelques-uns même d'une efpece
de duvet cotonneux & blanc ; l'un &
l'autre eft plus abondant quand l'Infecte
eft fur le point de changer de peau :
cette poudre & ce duvet ne tiennent
que foiblement à l'Infecte, & paroiffent

I v

transpirer de son corps. Outre ce duvet, on remarque encore de petites gouttes d'eau à l'extrémité des deux cornes que le Puceron porte sur son derriere. Cette eau suinte & sort de ces cornes, qui sont creuses en dedans ; elle est douce & sucrée : les Pucerons en rendent aussi une assez grande quantité par l'extrémité de leur corps. C'est cette eau mielleuse qui attire un si grand nombre de Fourmis sur les arbres chargés de Pucerons.

Les arbres qui se trouvent les plus chargés de Pucerons, en souffrent considérablement. Ces Insectes enfoncent leur trompe aiguë dans la substance de la feuille pour en tirer leur nourriture, ce qui fait contourner les tiges & les feuilles, & cause dans les dernieres des cavités en dessous, des tubérosités en dessus, & même dans quelques-unes des especes de gales creuses remplies de ces Insectes.

On est souvent surpris que la piquure légere d'un aussi petit Insecte que le Puceron, puisse autant défigurer une plante; mais la surprise cesse, lorsqu'on réfléchit que les Pucerons sont toujours en grande compagnie, qui croît même à vue d'œil par la fécondité prodigieuse de ces Insectes. Ainsi , quoique chaque piquure soit légere , le nombre est si grand , si répété , qu'il n'est plus étonnant que les feuilles en soient défigurées : aussi les Amateurs du jardinage & des plantes cherchent-ils à délivrer & à nettoyer les arbres de cette vermine ; mais souvent leurs soins sont inutiles : cet Insecte est si fécond, qu'il reproduit bientôt une autre peuplade.

On en peut néanmoins faire périr beaucoup en pressant les feuilles qui en font attaquées entre deux éponges imbibées d'une forte décoction de tabac (le tabac en poudre jetté sur le Puceron blanc , le tue en un instant), ou d'eau de chaux vive , ou d'une forte eau de savon , ou d'une décoction de suie de cheminée , de sauge , d'hyssope , d'absynthe & autres plantes ameres ou d'une odeur forte. La suie, la chaux , le savon ont l'inconvénient de salir les feuilles , les fruits, les plantes environnantes ; le tabac & l'absynthe laissent des particules irritantes qu'on seroit fâché de trouver sur des fruits ou des légumes ; les autres matieres font souvent insuffisantes : la tanaisie , l'ellébore blanc, la rhue , le porreau , la colo-

quinte, le poivre-long ont un des in-
convéniens indiqués ci-deffus. On a con-
feillé de l'huile de pétrole, de l'effence
de térébenthine & d'autres huiles; mais
il faut fe garder de les employer, parce
qu'elles agiffent en même temps fur les
végétaux, & les rendent malades ou les
font périr.

Quelques-uns emploient ces différentes fubftances âcres & irritantes en poudre; mais elles n'ont pas moins d'in-
convéniens fous cette forme. Un des
meilleurs moyens pour fe débarraffer
des Pucerons, c'eft de couper les feuilles
& les fommités des pouffes où il s'en
trouve, & de les jetter dans le feu,
dans l'eau, ou de les enterrer. Cependant quelques Jardiniers blâment ce re-
tranchement fur les arbres fruitiers,
parce qu'il occafionne la naiffance de
beaucoup de branches foibles, & fait
par conféquent tort à la beauté & à la
bonté de l'arbre.

Au refte, c'eft ce qu'on doit faire
pour feves & chevrefeuilles. Si on n'a
pas beaucoup d'arbres attaqués de Pucerons, & qu'il foit facile de les voir,
on peut les écrafer entre les doigts, ou
en les frottant légérement entre les doigts

& la partie qu'ils occupent ; ou bien on les fera tomber avec la barbe d'une plume ou d'une petite broffe fur un papier, ou dans une foucoupe, pour les écrafer enfuite.

Quelques Auteurs confeillent de mettre fur les arbres attaqués de Pucerons, d'autres Infectes, qui font des larves que l'on appelle *Lions de Pucerons* ; ces larves voraces détruifent tous les jours une grande quantité de ces Infectes, avec d'autant plus de facilité, que ceux-ci reftent tranquilles & immobiles auprès de leurs ennemis. Cette larve eft un ver à fix pieds, dont le corps eft ovale, un peu alongé & terminé en pointe par derriere : la tête eft garnie de deux pinces, avec lefquelles elle faifit les Pucerons qu'elle dévore promptement. Cet Infecte fe trouve fur les branches garnies de Pucerons.

On a publié en 1763, dans les *Affiches de Marfeille*, un moyen de détruire les Pucerons qui nuifent aux arbres fruitiers & aux fruits. On fe fert d'une feringue d'étain, coëffée d'une pomme à mille trous & adaptée au moyen d'une vis ; on la remplit d'une eau de chaux bien éteinte (ce que nous avons indiqué ci-deffus), dans laquelle on a détrempé environ une poignée de mauvais tabac en poudre fur deux pots d'eau , & on en arrofe les arbres attaqués de ces Infectes : la vermine périt , les arbres jouiffent du bois & leurs fruits groffiffent. Quatre ou cinq jours après l'injection de la chaux , on arrofe les mêmes arbres avec la feringue remplie d'une eau claire.

M. Leftwitz , Directeur de la Société Patriotique de Siléfie , s'eft affuré, après bien des expériences, que huit ou dix gouttes d'huile de baleine , verfées au pied des plantes où fe refugient les Pucerons de jardin , & autant d'eau fur cette quantité d'huile, fuffifoient pour les faire périr. On reconnoît au dépériffement des plantes que ces Infectes y ont établi leur afyle. Leurs nids font de la grandeur d'une foucoupe à thé , & renferment plufieurs milliers d'œillets.

M. l'Abbé Roger indique les moyens fuivans pour la deftruction des Pucerons : 1°. Le tan dont on a enduit les peaux des animaux préparées pour former des cuirs, enfoui avec elles dans la terre durant plufieurs mois & des années même , y acquiert par la fermentation un acide & une amertume qui fait mourir les Pucerons, quand on l'applique fur la branche du pêcher. Prenez deux ou trois boiffeaux de tan, & laiffez-les dans un baquet avec de l'eau fermenter pendant quelques jours au foleil; mettez enfuite dans une terrine ce tan délayé un peu plus clair que du mortier, & faites-en un enduit à toutes les branches gâtées par les Pucerons; ils en feront étouffés, & vous n'aurez plus alors de Fourmis. Vous recommencerez autant de fois que la peuplade des Pucerons, qui fuccéderont à ceux-là, viendra à éclorre.

2°. Le foufre. Mouillez vos arbres, & répandez du foufre en poudre fur les Pucerons, qui creveront tous.

3°. Le tabac, foit en poudre, foit bouilli, dont on applique la leffive avec la poudre fur les Pucerons; on dit qu'il fait d'abord fon effet. La façon de l'employer eft la même.

4°. Faites une décoction de coloquinte, que vous appliquerez fur vos arbres, après l'avoir fait bien bouillir; vous réitérerez foir & matin jufqu'à parfaite deftruction des animaux nuifibles.

5°. Dans plufieurs pintes d'eau vous

faites détremper de la chaux , que vous mettrez sur les branches infectées de Pucerons. Les partisans de ce remede , dont M. l'Abbé Roger Schabol n'ose conseiller l'essai, prétendent que le pêcher n'en peut être endommagé , parce que les feuilles de la vigne résistent à cette impression de la chaux. Le plâtre, dit-on, par sa chaleur & les esprits qu'il contient , fait à-peu-près le même effet.

Cet Auteur conseille aussi de frotter les branches des arbres, après les avoir mouillées, avec de la lie de vin, de la cendre ou de la suie de cheminée détrempées dans de l'eau ; l'acide de l'une, les parties salines & spiritueuses des autres, font, à ce qu'on dit, des spécifiques sûrs pour étouffer les Pucerons.

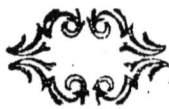

CHAPITRE XXI.

De la Teigne.

LA Teigne est un Insecte dont le premier caractere distinctif est une espece de toupet de poils, qui s'avance & s'éleve sur le devant de sa tête. Un second caractere, qui est même le plus assuré, c'est que sa larve, qui est une espece de Chenille à huit, quatorze ou seize pattes, au lieu d'être découverte & à nud, comme celle des Papillons, est cachée, soit dans un fourreau qu'elle se compose de différentes manieres & qu'elle transporte avec elle, soit dans des feuilles qu'elle a su rouler pour se former une habitation sûre & aisée, soit aussi dans l'intérieur d'une feuille dont elle ronge le parenchyme & conserve la pellicule tant extérieure qu'intérieure pour s'y loger à l'abri. C'est dans ces mêmes retraites que les Teignes parviennent à être des chrysalides, sans avoir besoin de se filer des coques. Nous ne parlerons ici que des Teignes domestiques, c'est-à-dire, de celles qui rongent nos tapisseries, nos draps & nos étoffes de laine, dont elles se nourrissent & s'habillent en même temps. Les fourreaux de cette espece de Teigne sont artistement tissus & composés de brins de laine, que l'Insecte coupe & hache avec ses dents, & qu'il attache & lie ensemble avec un peu de soie qu'il file. Cette soie se voit particuliérement par l'intérieur du fourreau qui est lisse & poli, pour ne pas blesser le corps délicat de l'Insecte, tandis que l'extérieur est garni d'un fin duvet de laine. Mais la composition de cet habit n'est pas la seule digne de remarque; l'Insecte fait de plus l'alonger & l'agrandir à mesure qu'il croît & qu'il grossit : c'est ce qu'on apperçoit facilement, si on transporte de petites Teignes d'une étoffe sur une autre de différente couleur.

Les fourreaux de ces Insectes sont toujours, comme on sait, de la même couleur que la laine qu'ils emploient ; ce sera en changeant ainsi la couleur de l'étoffe qu'on remarquera les alonges & les pieces de son habit. Supposé donc qu'on prenne quelques petites Teignes, dont le fourreau est encore petit, de

deſſus un drap bleu, & qu'on mette ces
Teignes avec leurs fourreaux bleus ſur
un drap rouge ; au bout de quelque
temps les Teignes, qui y groſſiſſent,
ont beſoin d'alonger leurs fourreaux,
elles le font en attachant aux deux extrémités, c'eſt-à-dire, aux bords des
ouvertures des deux bouts des brins de
laine rouge. Pour exécuter cette manœuvre, elles ſe tirent preſque entiérement de leurs fourreaux, qui étoient
tout bleus, bordés maintenant de rouge
aux extrémités, plus ou moins, ſuivant
que les dernieres alonges faites par l'Inſecte ont été plus ou moins conſidéra-
bles. Cet alongement du fourreau n'eſt
autre choſe qu'une petite partie du travail de l'Inſecte ; il lui reſte à faire un
ouvrage bien plus difficile ; il faut que
non-ſeulement il alonge ſon fourreau,
mais qu'il l'élargiſſe, ſans quoi il ſeroit
trop étroit : pour cet effet, l'Inſecte fend
avec ſes dents ſon fourreau dans ſa longueur, d'abord à un bout, puis à l'autre, & entre les bords de cette fente il
ajuſte une piece neuve qu'il compoſe
de même ; ainſi outre les alonges rouges, le fourreau a encore dans ſa longueur des pieces pareillement rouges ſur

un fond bleu. Au bout de quelque
temps, lorsque la Chenille grossira encore, il lui faudra répéter la même
manœuvre; & si on veut que son fourreau soit encore plus bigarré, on peut
la mettre sur une étoffe verte; les nouvelles pieces seront vertes, & le fourreau participera des couleurs différentes sur lesquelles on aura mis la Teigne. Mais ce qui est encore plus singulier dans cet Insecte, c'est que ses excrémens sont aussi de la couleur de l'é-
toffe; on diroit, à les voir, que toute
la partie colorante du drap ou de la
laine passe dans les excrémens de cet
Insecte, tandis que la substance de cette
laine sert à sa nourriture.

La Teigne, après avoir rongé tous
les brins de laine les moins serrés & les
plus aisés à dévorer, qui se trouvent
autour d'elle, se transporte ensuite plus
loin avec son fourreau, & elle porte
toujours son habitation de place en
place, jusqu'à ce qu'elle se métamorphose; pour-lors elle fixe son fourreau
contre l'étoffe, à l'aide de quelques fils
qu'elle attache : elle bouche aussi avec
de pareils fils les deux ouvertures de ce
même fourreau qui lui forme une es-

pece de toque ; elle n'a pas besoin de
s'en filer d'autres. Dans cet abri, elle se
transforme en chrysalide ; & lorsqu'elle
est parvenue à l'état d'Insecte parfait,
elle en sort en perçant le tissu dont elle
avoit formé une des ouvertures : elle
vole pour-lors dans les appartemens ; sa
couleur est pour l'ordinaire grise, plombée & brillante, & chacune de ses aîles
est chargée dans son milieu d'un point
noir. On y en voit encore souvent vol-
tiger d'une autre espece, dont la couleur
est brune par-tout : les aîles supérieures
ont beaucoup de taches noirâtres plus
foncées que le reste, & deux petites
taches jaunes, l'une vers le milieu, l'autre vers le bord intérieur, ce qui rend
ces aîles nébuleuses : la tête de cette
espece est d'un blanc jaunâtre en dessus,
avec les yeux noirs.

Outre ces deux especes de Teignes
domestiques, il y en a encore d'autres
especes, dont les Chenilles rongent les
pelleteries, les peaux d'oiseaux, & se
forment des fourreaux avec les poils &
les plumes qu'elles en enlevent. Tous
ces Insectes font un dommage considérable dans les étoffes de laine, soit em-
ployées en meubles & habits, soit gar-
dées en pieces.

Le remede le plus assuré pour en garantir les meubles de laine, est de les nettoyer soigneusement & de les exposer au grand air. On sera encore sûr de conserver ses belles fourrures & ses manchons sans le moindre dommage, si on a la précaution de les faire battre, peigner, & envelopper ensuite dans des serviettes, qu'on renfermera encore dans un sac de toile bien serrée : mais il faut avoir l'attention de faire cette opération avant le temps que les Papillons commencent à voler. On prétend, sans néanmoins oser l'assurer, qu'un bout de chandelle de suif, mis dans une étoffe de laine, ou dans une pelleterie, ou encore dans un manchon, les préserve immanquablement des Teignes. On attribue une pareille vertu aux feuilles d'aurone, connues plus communément pour cette raison sous le nom de *Garde-robe*. Le botrys, autrement l'ambroisie vulgaire, a aussi, dit-on, la vertu de garantir les étoffes de laine contre les Teignes. L'Auteur du *Spectacle de la Nature* rapporte comme un excellent remede, de faire frotter de temps en temps les tapisseries & les meubles de laine avec des toisons de

brebis, qui aient encore leur graiffe naturelle. Ce qui prouve la bonté de ce
remede, c'eft que les Teignes ne s'attachent jamais qu'aux peaux & aux laines qui ont paffé par les mains de l'ouvrier.

Ceux qui font en ufage de faire battre leurs étoffes & tapifferies vers le
milieu de l'été, avant que les Papillons
dépofent leurs œufs, ne doivent les
remettre en place qu'après avoir fait
périr les Papillons ou Teignes avec de
l'huile de térébenthine, ou avec la fumée d'un réchaud où on aura fait brûler du tabac. C'eft encore ce que confeille M. Pluche.

Dans le *Journal Économique* du mois
de Juin 1751 on y propofe la recette
fuivante, comme très-bonne contre les
Teignes. Pendant le courant du mois
d'Avril, prenez huile de térébenthine
une partie fur deux parties d'efprit-de-
vin ; mêlez bien ces deux liqueurs : hu-
mectez de ce mélange une broffe ou une
vergette, que vous pafferez légérement
fur les meubles, tapifferies, fauteuils,
houffes & bois de lit, obfervant fur-
tout d'en faire entrer dans les jointures
du bois ; fermez exactement les portes

& les fenêtres ; bouchez la cheminée, afin que l'odeur ne s'évapore pas trop tôt. Le lendemain matin vous ouvrirez pour donner de l'air à l'appartement ; vous réitérerez cette opération dans le courant du mois d'Août. Quant aux habits & étoffes en pieces ferrés dans des armoires, imbibez de cette liqueur une feuille de papier, ou frottez-en avec la brosse un vieux morceau d'étoffe de laine, que vous placerez entre quelques-uns des plis, sans qu'il soit nécessaire d'en mettre à tous. Vous ne vous en tiendrez pas néanmoins à une seule feuille de papier, ou à un morceau d'étoffe ; vous envelopperez aussi d'un semblable papier vos pelleteries, & vous en mettrez pareillement dans vos manchons. Ne craignez rien de ce mélange pour gâter vos étoffes ; on s'en sert même constamment avec succès pour enlever les taches.

Mademoiselle de Metivier, de Bordeaux, a fait une découverte pour préserver les laines de la piquure des Teignes & autres Insectes. Elle consiste dans une préparation de ces mêmes laines, qui n'altere ni leurs couleurs ni leurs qualités. Voici comment s'exprime

prime cette Demoiselle sur cet objet.

Je pensai, dit-elle, que l'huile de térébenthine faisant périr les Teignes & enlevant même les taches, si je faisois imbiber les laines dans cette huile, je dégoûterois ces Insectes de mes ouvrages de laine, qui devenoient leur pâture ; je voulus donc faire carder de la laine avec de l'huile de térébenthine, au lieu d'huile d'olive dont on se sert communément dans ce pays, mais les ouvriers ne purent soutenir cette opération. Il me fallut donc renoncer à cet essai : je fus obligée de me retourner d'une autre maniere.

Je fis faire avec de la laine préparée à l'ordinaire une piece de serge, que je fis imbiber d'huile de térébenthine pendant vingt-quatre heures ; je la divisai ensuite en cinq parts, dont quatre furent dégraissées ; je les fis teindre séparément en noir, en bleu, en rouge & en verd. Quant à celle qui n'étoit pas dégraissée, je la fis encore teindre en bleu ; la couleur n'y put prendre, quoiqu'elle prît au mieux sur les autres.

Charmée de ce que les couleurs avoient si bien pris sur les quatre pieces, malgré l'huile de térébenthine, je fûs, par cet

K

effai, encouragée à en faire un autre.
Je partageai ces quatre pieces en deux
morceaux chacune, & j'imbibai d'huile
de térébenthine quatre de ces morceaux
qui avoient déja fouffert la teinte. Après
cette opération , je les fis teindre de
nouveau ; ils prirent très-bien la teinture , & les couleurs en furent & plus
vives & plus fortes que celles des quatre
morceaux que je m'étois réfervés. Je
plaçai enfuite mes morceaux bien numé-
rotés dans des endroits très commodes
pour les Teignes , & où leur dégât ne
pouvoit être troublé par perfonne. Un
an après , j'eus la fatisfaction , en vifi-
tant mes épreuves, de voir que les pieces n'avoient fouffert aucune piquure ;
ce ne fut pas avec moins de plaifir que
je remarquai que les couleurs n'avoient
prefque point changé, quoique dans un
galetas & en grand air. Peu contente
toutefois encore de ce premier effai , je
ramaffai une grande quantité de Teignes, que je renfermai foigneufement
dans chacune de ces pieces ; mes tenta-
tives eurent un fuccès complet : fix mois
après je les trouvai toutes mortes , à
l'exception de quelques-unes fans doute
qui s'étoient échappées ; mais ce qui

étoit plus important, c'est que ces Insectes n'avoient rongé absolument aucun poil de ces étoffes. Je fus alors bien aise de confirmer mon expérience par quelque nouvelle épreuve. Je fis donc imbiber d'huile de térébenthine un tapis de points de Hongrie, dont le tissu étoit extrêmement lâche, & que les Teignes avoient déja attaqué ; l'odeur y demeura quelque temps, mais elle s'évapora enfin, & les Teignes n'y revinrent plus. Depuis ce temps je fais donc passer toutes les laines dont je me sers à l'huile de térébenthine, & je suis par ce moyen à l'abri des insultes que ces Insectes peuvent causer à mes ouvrages.

Il suit des expériences que j'ai faites, 1°. que les laines doivent être bien dégraissées pour pouvoir prendre la teinture plus facilement ; 2°. qu'après qu'elles sont bien dégraissées, on les doit bien imbiber d'huile & d'esprit de térébenthine, pour les préparer à prendre la teinture, ce qui la perfectionne ; 3°. que plus les laines sont dégraissées, mieux les couleurs prennent un beau coloris, & ce à proportion de ce qu'elles ont été plus ou moins imbibées d'huile de térébenthine.

K ij

Cette Demoiselle pousſa ſes découvertes encore plus loin. Elle fit délayer
de l'arſénic pulvériſé dans l'eau ; elle y
fit imbiber quelques pieces d'étoffes de
laine pendant vingt-quatre heures ; elle
fit ſécher ſes étoffes, & ſe ſervit de la
même eau pour faire les couleurs : les
étoffes teintes de cette façon étant ſe-
ches, elle y enferma des Teignes, qui
y périrent toutes. Mais comme il auroit
pu arriver de fâcheux accidens de cette
méthode, elle y renonça pour s'attacher
à d'autres moyens.

Je pris, continue-t-elle dans ſon Mémoire, une piece d'étoffe de laine que
j'imbibai d'huile de térébenthine, & que
je regardai toujours comme le fondement de mes ſuccès ; je la fis après cela
bien laver dans de l'eau commune : pendant ce temps je fis bouillir du tabac
pour mon opération dans une chaudiere,
pendant un temps ſuffiſant pour que l'eau
ſe pénétrât bien de la ſubſtance de cette
plante. J'attendis que cette eau tiédît un
peu : quand elle ceſſa d'être bouillante,
j'y plongeai mon étoffe ; & lorſque j'apperçus qu'elle ſe trouvoit fortement imprégnée de cette eau, je l'en retirai pour
la faire ſécher. J'employai enſuite cette

eau pour la teinture; j'y fis mettre les couleurs que je voulus donner à mes étoffes, & sans autre préparation je leur fis donner la teinte : elles prirent fort bien toutes les teintes, excepté la couleur de rose, qui en fut un peu altérée.

Cette Demoiselle mit dans les étoffes ainsi préparées, des Teignes; elles prirent la fuite dès qu'elles y furent enveloppées, & celles qui s'y trouverent embarrassées périrent toutes, à sa plus grande satisfaction.

Une découverte, ajoute Mademoiselle de Metivier, me conduisoit à une autre. J'imaginai que l'infusion du tabac seule pouvoit produire le même effet que la térébenthine seule, ou mêlée avec le tabac même. Je fis donc bouillir des feuilles de tabac en quantité suffisante & proportionnée à l'eau nécessaire : mon eau bouillie, je la fis tiédir, & j'agis comme dans mes autres épreuves. Cette derniere méthode ne fut pas moins heureuse que les précédentes; il n'y eut toujours dans cette épreuve que la couleur de rose qui fut un peu altérée. Si au lieu de tabac en infusion on employoit de son huile, peut-être que cela n'arriveroit pas, puisque la térébenthine

ſeche ne produit pas ce mauvais effet.
Ce qu'il y a de certain (& c'eſt par où
finit cette Demoiſelle) , c'eſt que de
quelque maniere que j'aie imbibé mes
étoffes & mes laines , ſoit avec la térébenthine ſeule , comme dans mes premiers eſſais , ſoit en la mêlant avec le
tabac , comme dans mes ſecondes épreuves , ſoit dans l'infuſion du tabac ſeul ,
il n'en eſt réſulté aucun inconvénient
pour les couleurs , qui acquierent au
contraire un plus grand éclat ; & que
les Teignes , ou quelque autre Inſecte
que ce ſoit , n'oſent approcher de mes
laines , ou périſſent , s'ils s'y trouvent
malheureuſement enveloppés.

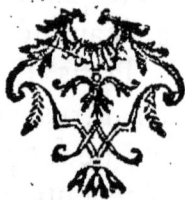

CHAPITRE XXII.

Du Scorpion.

Le Scorpion est un Insecte terrestre
de moyenne grandeur , assez semblable
à une petite écrevisse , de couleur blanchâtre , jaunâtre ou noîratre ; composé
de quatre parties , de la tête , de la poitrine , du ventre & de la queue. La tête
est un peu large & saillante ; elle est
jointe & continue avec le corselet & la
poitrine : vers la partie antérieure de la
tête il y a deux yeux , & deux autres vers le milieu de la tête ou de la
poitrine ; on ne peut qu'à peine les appercevoir.

La bouche est munie de deux mâchoires , dont l'inférieure est fendue en
deux , accompagnée de deux especes
de levres ou pinces dentelées , qui paroissent lui tenir lieu de dents pour broyer
sa nourriture : l'animal peut tellement
les retirer en dedans , qu'elles deviennent entiérement imperceptibles. Aux
deux côtés de la tête on voit sortir deux

bras composés chacun de quatre articulations, dont la derniere est assez grosse,
contenant de forts muscles, & faite en
forme de tenailles, ou fourchues comme
l'extrémité des écrevisses de riviere. Au
dessous de la poitrine se trouvent huit
pattes, quatre de chaque côté, divisées
chacune en six jointures, dont les dernieres sont pareillement fourchues, &
pourvues de petits ongles crochus ou
de petites serres, le tout parsemé de
poils. Le ventre est composé de sept
anneaux. Du dernier de ces anneaux
part la queue, qui est longue, noueuse,
composée de six petits boutons arron-
dis & velus, attachés bout à bout en
forme de grains de chapelet, mobiles,
creux, dont le dernier est armé d'un
aiguillon long, recourbé, fort pointu,
dur, creux, percé vers sa base d'un petit trou, par lequel en piquant il pousse
une gouttelette de liqueur blanche, ve-
nimeuse, âcre, mordicante, dont le
réservoir est dans une vésicule placée au
bout de la queue.

Le mâle est longuet & grêle, de couleur rougeâtre, & la femelle plus grande,
plus ronde & plus noirâtre; celle-ci
fait ses petits vivans, ainsi que l'ont observé Aristote & Rhedi.

On trouve les Scorpions dans nos
Provinces méridionales , en Provence,
en Languedoc ; mais on ne les connoît
qu'à peine dans les climats froids &
même dans toute la Gascogne, si on en
croit Scaliger. Ces Insectes habitent aux
lieux humides & frais , dans les murailles , sous les pierres & dans la terre ; ils
s'y nourrissent de vers , de mouches ,
de moucherons & d'herbes. Plus le cli-
mat est tempéré , moins ils sont venimeux ; il y a même des pays où ils n'ont
point de venin.

M. de Maupertuis a fait des expériences sur les Scorpions, qui méritent d'être
rapportées. J'ai vu à Montpellier , dit
ce Savant , deux especes de Scorpions;
l'une se trouve assez communément dans
les maisons , l'autre habite la campagne :
les premiers sont beaucoup plus petits
que les derniers. Leur couleur est celle
du café brûlé. Je n'ai fait aucune expérience sur les Scorpions de cette espece.
Les Scorpions qui habitent la campagne
peuvent avoir , étant étendus , la longueur de deux pouces , & sont d'un blanc
tirant sur le jaune : ils se trouvent en si
grande quantité aux environs d'un Village appellé Sauvignargues , à cinq lieues

K v

de Montpellier, que les paysans en font une espece de petit commerce ; ils les cherchent sous les pierres, & les vont vendre aux Apothicaires des Villes voisines, qui les croient utiles pour quelques compositions contre la piquure du Scorpion. C'est cette espece que j'ai examinée. La premiere de mes expériences fut de faire piquer un chien, qui reçut trois ou quatre coups de l'aiguillon d'un Scorpion irrité à la partie du ventre qui est sans poils ; une heure après il devint très enflé & chancelant ; il rendit tout ce qu'il avoit dans l'estomac & dans les intestins, & continua pendant trois jours de vomir de temps en temps une espece de bave visqueuse : son ventre, qui étoit fort tendu, diminuoit après chaque vomissement ; cependant il recommençoit bientôt à s'enfler, & quand il l'étoit à un certain point, il revomissoit encore. Ces alternatives d'enflure & de vomissement durerent encore trois heures ; ensuite les convulsions le prirent, il mordit la terre, se traîna sur les pattes de devant, enfin il mourut cinq heures après avoir été piqué. Il n'avoit aucune enflure à la partie piquée ; l'enflure étoit générale,

& l'on voyoit ſeulement à l'endroit de
chaque piquure un petit point rouge,
qui n'étoit que le trou qu'avoit fait l'aiguillon, rempli de ſang extravaſé. J'ai
obſervé la même choſe ſur tous les animaux que j'ai fait piquer par le Scorpion, & je n'ai jamais vu que la piquure
fît élever la peau.

Quelques jours après, je fis piquer
un autre chien, cinq ou ſix fois, au même
endroit que le premier.

Quatre heures s'étant écoulées ſans
qu'il parût malade, je fis réitérer les piquures ; mais quoique pluſieurs Scorpions irrités le piquaſſent dix à douze
fois & enfonçaſſent leurs aiguillons ſi
avant qu'ils y demeuroient cachés, le
chien jetta ſeulement quelques cris pendant les piquures, mais il ne ſe reſſen-
tit en aucune façon du venin ; il but &
mangea de grand appétit : & comme il
étoit fort éloigné de donner aucun ſigne
de mort, je le remis en liberté. C'étoit
un chien du voiſinage : il fit ſi peu de
cas du péril qu'il avoit couru, que comme
il avoit été mieux nourri chez moi qu'il
n'avoit coutume d'être, il y venoit ſouvent s'offrir à de nouvelles expériences.
Je crus que mes Scorpions pouvoient

K vj

avoir épuiſé leur venin ; j'en fis venir
de Sauvignargues ; je fis piquer ſept autres chiens , & malgré toute la fureur
& tous les coups des Scorpions , aucun
chien ne ſouffrit le moindre accident.
Enfin , je répétai l'expérience ſur trois
poulets, que je fis piquer ſous l'aîle &
ſur la poitrine , mais aucun ne donna-le
moindre ſigne de maladie.

De toutes ces expériences on doit conclure que quoique la piquure du Scorpion ſoit quelquefois mortelle , cependant elle ne l'eſt que rarement : il faut
que certaines circonſtances y concou-
rent ; & ſi quelquefois on a employé
contre cette morſure des antidotes , ces
antidotes ne doivent ſans contredit leur
vertu qu'au peu d'efficacité du poiſon.

Les Naturaliſtes, qui ont examiné ces
effets ſur eux-mêmes , quelquefois à la
ſuite de la piquure d'un Scorpion , diſent
qu'il faut que le Scorpion verſe quelque
liqueur dans la plaie que fait l'aiguillon.
Ils ont donc toujours conjecturé que
l'aiguillon devoit être percé d'un petit
trou à ſon extrémité, pour donner iſſue
à la liqueur empoiſonnée ; cependant M.
Rhedi, après avoir cherché ce trou avec
les meilleurs microſcopes, avoue qu'il

ne l'a jamais pu voir : il vit seulement
un jour à l'extrémité de l'aiguillon du
Scorpion irrité une petite goutte , qui
lui donna lieu d'assurer qu'il y avoit quelque ouverture.

M. Lewenhoeck, plus heureux en cela
que M. Rhedi, au lieu d'un trou unique
que les autres Auteurs supposoient, en
a vu deux. Voici la description que donne
M. de Maupertuis de ces trous. Le dernier
nœud de la queue du Scorpion est une
petite fiole d'une espece de corne , qui
se termine par un col noir , fort dur ,
fort pointu , & ce col est l'aiguillon ;
j'apperçus , dit M. de Maupertuis, avec
le microscope deux petits trous beaucoup plus longs que larges , qui au lieu
d'être placés à l'extrémité de l'aiguillon ,
sont placés des deux côtés , à quelque
distance de la pointe. J'ai vu quelquefois l'un un peu plus vers l'extrémité
que l'autre ; il n'est pas même nécessaire
que le microscope grossisse beaucoup les
objets, pour appercevoir ces trous ; on
les voit fort bien avec une loupe de
deux ou trois lignes de foyer : on peut
même s'assurer de leur situation sans microscope. Si l'on presse fortement la fiole
droite , on voit la liqueur qu'elle con-

tient s'échapper à droite & à gauche par ces deux trous.

Aristote, Pline & Ælien disent qu'ordinairement les femelles des Scorpions portent onze petits ; Rhedi les fait beaucoup plus fécondes, & marque vingt-six à quarante pour les limites de leur fécondité : mais les Scorpions dont il parle le cédoient encore de beaucoup à ceux de Sauvignargues. Dans plusieurs femelles, M. de Maupertuis a trouvé depuis vingt-sept petits jusqu'à soixante-cinq.

Les Scorpions sont aussi cruels à l'égard de leurs petits que les Araignées. Une mere que M. de Maupertuis avoit renfermée dans une bouteille, les dévoroit à mesure qu'ils naissoient. Pline parle de cette férocité des meres à l'égard de leurs petits ; mais il ajoute qu'il n'en réchappe qu'un, qui a l'adresse d'éviter la mort en se tenant sur le dos de sa mere, & qui ensuite devient le vengeur de ses freres en la tuant. Nous doutons de ce fait.

Ils n'observent pas mieux les loix de la société entr'eux, que les sentimens de la nature pour leurs petits. M. de Maupertuis dit en avoir mis environ

cent enfemble , qui fe mangerent prefque tous ; c'étoit un maffacre continuel,
fans aucun égard ni pour l'âge ni pour
le fexe : en peu de jours il n'en refta de
ce grand nombre que quatorze , qui
avoient dévoré tous les autres. On pourroit les excufer de ce qu'ils manquoient
pour-lors de nourriture , & en effet M.
de Maupertuis fut quelques-jours fans
connoître les alimens de leur goût ; mais
après leur avoir préfenté des Mouches ,
ils en mangerent, fans néanmoins oublier
tout-à-fait leur férocité , car de temps
en temps on recommençoit à fe dévorer. Ils mangerent auffi des Cloportes ;
mais M. de Maupertuis leur donna un
jour une groffe Araignée , & ce fut de
tous les mets qu'il leur fervit celui qu'ils
mangerent de meilleur appétit : trois ou
quatre Scorpions le faifirent à la fois , &
chacun y demeura long-temps attaché.

Ils font voir beaucoup de force & de
courage contre les Araignées. M. de Maupertuis a vu fouvent un fort petit Scorpion attaquer & tuer une Araignée beaucoup plus groffe que lui. Il commence
d'abord par la faifir avec une ou deux
de fes grandes ferres , quelquefois avec
les deux en même tems. Si l'Araignée

est trop forte pour lui , il la blesse de son aiguillon qu'il retrousse par-dessus sa tête , & la tue ; après quoi ses deux grandes serres la transmettent à deux beaucoup plus petites , avec lesquelles il la mâche , & ne la quitte plus qu'il ne l'ait toute mangée. Cet animal n'a point d'autres dents que les petites serres avec lesquelles il mâche ses alimens : sa bouche est garnie de petits poils ; & quoique sa peau soit une véritable écaille, il ne laisse pas d'être velu en plusieurs endroits, aux serres , aux jambes & au dernier nœud de la queue.

Le Scorpion est plus redoutable en été & pendant le temps de la canicule, lorsqu'il est échauffé par l'ardeur du soleil & tourmenté par la soif, sur-tout si on le comprime & si on l'irrite. Pendant l'hiver il n'y a ordinairement rien à craindre de sa piquure , parce qu'il est pour-lors tout-à-fait engourdi par le froid. Lorsqu'il est enfermé , il peut vivre long - temps sans manger. Il ne s'apprivoise jamais , de même que la vipere. Enfin , il marche de travers , & se dépouille de sa vieille peau, de même que les écrevisses.

On dit que si on renferme le Scor-

pion dans un cercle de charbons allumés , il fe pique lui-même & fe tue. M.
de Maupertuis a fait faire en confé-
quence une enceinte de charbons ; il y
a mis un Scorpion , qui, fentant la chaleur , a cherché paffage de tous côtés :
n'en trouvant point , il prit le parti de
traverfer les charbons , qui le brûlerent
à demi : il le remit dans l'enceinte ; &
n'ayant plus eu la force de tenter le
paffage , il mourut bientôt, mais fans
avoir envie d'attenter à fa vie. L'expérience fut répétée fur plufieurs autres ,
qui agirent tous de la même façon.

Voici fans doute ce qui a pu donner
lieu à cette hiftoire. Dès que le Scorpion fe fent irrité, fon état de défenfe
eft de retrouffer fa queue fur fon dos
prête à piquer ; il cherche encore de
tous côtés à enfoncer fon aiguillon :
quand il fent la chaleur des charbons ,
il prend cette pofture , & ceux qui n'y
regardent pas d'affez près croient qu'il
fe pique. Mais quand même il le voudroit, il auroit beaucoup de peine à le
faire , & même il n'eft pas croyable
qu'il en pût venir à bout , tout fon corps
étant cuiraffé comme celui d'une écreviffe.

On dit que le Scorpion est venimeux;
nous ne pensons pas de même. Voyez
la premiere époque de notre *Nature considérée* , Tome III , Lettre IIIᵉ. Quoi qu'il
en soit , quelques Auteurs prétendent
que sa piquure peut occasionner la mort,
si on n'y remédie promptement. Cette
piquure est suivie d'une douleur très-
violente dans la partie avec froid , ten-
sion , engourdissement , sueur froide autour de la plaie & par tout le corps.
Ceux qui en sont piqués aux parties inférieures sont affectés d'enflure aux aînes : si la plaie est aux parties supérieures & si elle est large , il se forme sous
les aisselles une tumeur ; mais si la piquure est considérable , la partie est
affectée d'une chaleur pareille à celle que
causent les brûlures ; il paroît des meur-
trissures accompagnées de démangeaison
autour des levres de la plaie , aussi-bien
que sur tout le corps , de sorte qu'on
diroit que le malade a été frappé de la
grêle : son visage est contrefait ; il s'a-
masse des matieres gluantes autour des
yeux ; les larmes sont visqueuses ; les
jointures perdent leur mouvement , &
cet accident est accompagné d'une chûte
du fondement & d'un desir continuel

d'aller à la felle. Le malade écume de la bouche, vomit beaucoup, eft attaqué du hoquet, & tombe dans des convulfions qui tiennent de l'*opifthotonos*.

Le meilleur remede que l'on connoiffe pour remédier aux mauvais effets de la piquure du Scorpion, vient du Scorpion même ; il eft le plus fûr antidote contre fon propre venin. On l'écrafe, quand on peut l'attraper, & on l'applique fur la plaie le plutôt que faire fe peut ; ou bien, à fon défaut, on met de l'huile fur la piquure, & on avale auffi en même temps, pour rendre l'effet plus certain, dix ou douze grains de fel volatil de vipere ou de corne de cerf dans quelque eau cordiale, comme de méliffe fimple & de chardon-bénit ; & à défaut de tout cela, on avale de la thériaque ou de l'orviétan dans du vin.

CHAPITRE XXIII.

Des Limaçons & Limaces.

LES Naturaliftes ont donné ce nom à un Infecte oblong, fans pieds ni cul, compofé d'une tête, d'un col, d'un ventre & d'une efpece de queue, enfermé dans une coquille d'une feule piece plus ou moins fpacieufe, d'où il fort en grande partie, & où il rentre à fon gré. Sa peau eft un tiffu tendineux ; elle eft plus liffe & plus luifante fous le ventre, plus terne, fillonnée & grainée fur le dos, capable d'une grande extenfion & contraction, pliffée & froiffée fur les bords. Elle forme de chaque côté comme des aîles, par le moyen defquelles cet animal rampe fur la terre d'un mouvement vermiculaire ou d'ondulation qui lui tient lieu de pieds. Lorfqu'il veut fortir de fa coquille, il tire peu à peu fa tête, comme une bourfe qu'on retourneroit. Cette tête eft compofée de cornes, de babines ou levres & d'une bouche. Les cornes font au nombre de quatre, deux grandes, supérieures, de figure conique ou pyramidale, longues d'environ neuf lignes, sillonnées, un peu transparentes, garnies à leur extrémité d'un petit bouton rempli d'une humeur jaunâtre, vers le milieu duquel on apperçoit un point noirâtre, assez ressemblant à une prunelle; & deux petites, placées inférieurement plus près de la bouche, à une certaine distance des précédentes, de la même figure, mais qui n'ont guere que le tiers de la grosseur & de la longueur des deux autres, munies pareillement d'un bourlet au bout, sans point noirâtre, percées de même, & capables d'admettre l'introduction d'une soie. Après les cornes vient la bouche, qui est assez grande & béante, forte, armée de dents, formée de deux mâchoires qu'on a beaucoup de peine à séparer quand l'animal est irrité.

M. Wartel, Chanoine Régulier de Saint Eloy, a publié en 1768 un Mémoire sur les Limaçons terrestres de l'Artois. Il assure dans ce Mémoire, d'après ses expériences, qu'on s'est trompé en donnant aux Limaçons deux mâchoires; il a reconnu que la bouche de

cet animal n'eft armée que d'une feule
mâchoire fupérieure, faite en croiffant,
à laquelle fe trouvent attachés de petits
dards rouges ; ou plutôt qu'elle eft compofée d'un offelet d'une feule piece, cre-
nelée comme une fcie. Quoi qu'il en foit
de cette obfervation de M. Wartel, la
bouche de l'animal paroît être revêtue
de deux levres, l'une fupérieure, l'autre inférieure, molles & liffes, qui dé-
fendent les mâchoires des injures exté-
rieures. Derriere les dents, qui font au
nombre de cinq, & de couleur de cinabre, felon que l'a obfervé Bœcler, &
dont le fiege eft l'os de la mâchoire fupérieure, on remarque une cavité car-
tilagineufe, que le Docteur Muralt nomme le *larynx*, & d'autres le gofier ou
œfophage ; puis l'eftomac & le ventre,
où eft contenu le canal inteftinal : ce canal eft continu, fimple, long, & fait
quelques circonvolutions. Si l'on fouffle
l'eftomac, il paroît tout membraneux
& merveilleufement entrelaffé de fibres
tant droites que tranfverfes ; on y trouve
une matiere verte, mêlée de fable, qui
eft le réfultat des herbes & de la terre
dont l'animal fe nourrit ; & vers la fin
du canal inteftinal, des excrémens un

peu épais, grossiers & noirâtres, que le
Limaçon rend par un trou assez large,
presque toujours ouvert, situé du côté
droit où est la vessie. Il a aussi un foie
remarquable, divisé en quatre lobes,
de couleur brune, parsemé de beaucoup
de vaisseaux, composé d'une substance
glanduleuse. Jean Muralt & Bœcler disent avoir vu avec admiration le cœur
palpiter & faire son mouvement natu-
rel de contraction & de dilatation. Ce
viscere est dans le Limaçon une substance jaunâtre, entourée d'un péricarpe
membraneux & transparent comme une
vésicule pleine d'eau. On remarque encore dans le bas - ventre de cet animal
une substance grasse, visqueuse, gluante,
qui s'attache fortement aux doigts, jaunâtre, & qui est collée aux intestins.
Cette substance glutineuse paroît propre
à entretenir la chaleur des parties du
Limaçon, & à le sustenter dans le cas
de nécessité.

La Nature a donné à cet animal, tant
pour son utilité que pour sa conserva-
tion, des membranes, des ligamens,
des nerfs & des vaisseaux lymphatiques
sans nombre, qu'on peut appercevoir
par le secours du microscope, ainsi &

de même que les pores & les conduits
excrétoires, qui versent de toutes parts
une mucosité fournie par les glandes &
continuellement exprimée par la contraction des fibres voisines. C'est cette
même mucosité qui venant à se sécher
dans les lieux par où le Limaçon a
rampé, reluit comme des feuilles d'argent.

Le Limaçon rend de tous les endroits
de son corps, mais particuliérement de
sa base ou de ses parties inférieures, une
si grande quantité d'humeurs, qu'il semble nager plutôt que ramper. La téna-
cité de cette humeur grasse & visqueuse
le garantit des chûtes, & le rend impénétrable à l'humidité, en bouchant les
pores de sa peau ; aussi ménage-t-il cette
humeur, qui lui est si précieuse : il évite
le soleil, qui la dessécheroit, & il la
conserve aisément dans les lieux humides, où elle lui est d'un grand secours.
Quand le Limaçon veut se mettre en
quête, il étend ses deux appendices musculeuses, auxquelles on a donné le nom
d'aîles rampantes, & qui en observant
leurs plis de devant, se font suivre de
ceux de derriere & de tout le bâtiment
qui pose dessus. Dans cette attitude, le
collier

collier & le dos de l'Infecte font un peu
élevés en boffe; le corps de cet animal,
tout mollaffe qu'il paroît au premier
abord, a une certaine dureté. Swammerdam a obfervé que le fel ne confume point le Limaçon, comme on l'a
penfé autrefois; il le fait feulement mourir quand on l'en faupoudre : la contraction qu'il lui caufe dans les mufcles
& les vifceres eft fi confidérable, qu'il
fait perdre totalement la forme à l'animal, en exprimant de fon corps toute
la mucofité qu'il contient.

Quant à l'ufage des cornes du Limaçon, la plupart croient qu'elles font les
fonctions des yeux, du moins les deux
plus grandes. M. Pluche, dans fon *Spectacle de la Nature*, dit, d'après les Auteurs & principalement d'après Lifter,
que la Nature a pourvu le Limaçon de
quatre lunettes d'approche pour l'informer de ce qui l'environne; il ajoute que
ces quatre cornes font autant de tuyaux
avec une vître au bout, ou plutôt quatre nerfs optiques, fur chacun defquels
il y a un très-bel œil; que cet Infecte
non-feulement leve fa tête pour voir de
loin, mais qu'il porte encore bien plus
haut fes quatre nerfs & les yeux qui les

L

terminent ; qu'il les alonge & les dirige comme il veut ; que ce font de vraies lunettes d'approche qu'il tire & qu'il renferme felon fon befoin ; enfin , qu'il a deux de fes cornes où les yeux font faciles à appercevoir , & que peut-être les deux autres foutiennent l'organe de l'odorat.

M. Charvet , ancien Chanoine Régulier de Saint-Antoine , combat fortement le fentiment de M. Pluche à l'occafion de ces cornes. L'obfervation de l'Auteur du *Spectacle de la Nature* , dit ce Phyfi-cien , m'a paru au premier coup d'œil plus ingénieufe que folide ; en fuppo-fant même qu'elle foit jufte (ce font les propres termes de M. Charvet) , je ne vois pas qu'on puiffe qualifier de lunettes les cornes du Limaçon : la lunette d'ap-proche n'eft propre qu'à brifer les rayons de la lumiere pour les tranfmettre à l'œil ; or comme l'on fuppofe que celui du Limaçon eft placé à l'extrémité anté-rieure de ces cornes , il eft clair que le nom de lunette ne convient pas à cet organe.

Poupart , dans un Mémoire fur le Li-maçon , prétend que quelque objet qu'on préfente à cet animal , fans le toucher , il ne donne aucun figne de vue. Lifter, qui a fourni à M. Pluche la matiere de fon obfervation, combat ce fait, & foutient au contraire que cet animal retire fes cornes lorfqu'on approche de lui un fétu, ou même lorfqu'on intercepte un rayon du foleil vis-à-vis de fon organe.

La curiofité me portant, continue M. Charvet, à découvrir de quelle part fe trouve la vérité, j'obfervai un Limaçon de jardin, dans le temps qu'il marchoit d'un pas grave & affuré, ayant les cornes hors de leur étui & très-hautes; je plaçai fur fa route un caillou d'un volume confidérable pour être apperçu de loin & pour mettre obftacle à fa marche : je ne doutai prefque pas que l'approche de cet embarras ne l'obligeât de fe détourner du droit chemin ou de ralentir fa courfe. Quelle fut ma furprife lorfque je le vis fuivre fa route avec une égale intrépidité, & donner enfuite tête baiffée contre l'écueil ! Je répétai l'expérience fur plufieurs autres animaux de la même efpece, efpérant que dans le nombre il s'en trouveroit quelqu'un de plus avifé. La précaution fut inutile ; tous firent la même faute ; aucun d'eux ne fut affez habile pour

appercevoir le piege que je lui avois
tendu, & pour ſe détourner en conſé-
quence à droite ou à gauche.

M. Charvet remarque que ces animaux, loin de diriger leurs cornes ou
ces prétendues lunettes pour connoître
l'objet qui leur fermoit le paſſage, s'en
ſervoient, comme les aveugles font d'un
bâton, pour deviner par le tact le corps
qui les embarraſſoit, & qu'ils tâtoient
ce corps en divers points, auſſi loin que
leurs cornes pouvoient s'étendre. Parmi
les Limaçons qui arrivoient vers le milieu de la pierre, les uns moins cou-
rageux, après avoir ſondé le terrein,
ſe replioient & changeoient de route ;
les autres, plus hardis, graviſſoient la
montagne, tenant pour-lors les cornes
droites & élevées ; d'autres que le hazard avoit conduits ſur le bord de l'écueil,
employoient également leurs cornes
pour reconnoître le paſſage par l'attou-
chement ; & ſentant qu'il y avoit une
iſſue ſur le côté, ils ſe gardoient bien
de grimper ſur le caillou, mais ils ſe
détournoient de cet obſtacle pour continuer plus aiſément leurs voyages.

Cette maniere de marcher à tâtons,
comme les aveugles, paroît à M. Charvet

une raison décisive en faveur du sentiment de M. Poupart. C'est en vain que
M. Charvet a cherché dans les cornes
du Limaçon les vestiges de l'organe de
la vue ; il en a disséqué plusieurs , & il
n'y a rien trouvé , de même que M.
Poupart , qu'une espece de nerf continu , tirant sur le noir , dont l'extrémité , qui ressemble au pommeau d'une
canne , est enduite d'une gomme qui le
rend impénétrable à l'humidité , sans
rien ôter à la délicatesse de sa sen-
sation.

C'est par-là que la Nature , qui se
plaît à varier , supplée au défaut de la
vue qu'elle refuse à ces animaux ; elle
leur donne quatre cornes d'une souplesse
extrême , qui ne sont que l'étui d'un
nerf qu'ils dirigent en tout sens avec
beaucoup de vîtesse & d'agilité , & qui
touchant immédiatement les objets ex-
térieurs , produit dans l'animal un sentiment vif & prompt , par le moyen
duquel il évite les dangers qui l'environnent. Il étoit à propos que le Limaçon rampât sur la terre fort lentement ;
s'il avoit des pieds & un mouvement
plus facile , ses cornes seroient exposées
à se froisser ; la coque qui lui sert d'asyle

paroîtroit même hors - d'œuvre , s'il avoit des yeux comme les animaux.

Après un pareil détail de la part de M. Charvet , il est impossible de considérer les quatre cornes du Limaçon comme autant de lunettes d'approche , dont la Nature l'auroit pourvu pour l'informer de ce qui l'environne ; on doit au contraire conclure que le Limaçon n'a point d'yeux , & que ses quatre cornes lui servent à sonder & à diriger sa route : c'est le sentiment de Pline , de Scaliger & de la plus saine partie des Physiciens. Ce qu'il y a de certain à l'occasion de ces cornes , c'est qu'elles sont douées d'un sentiment exquis , & que pour peu qu'on y touche , sur-tout à l'extrémité , elles se retirent avec une extrême promptitude ; moyennant quoi le Limaçon est averti à l'instant du moindre obstacle qui se trouve à sa rencontre.

On pensoit anciennement que le Limaçon s'engendroit de la terre , des eaux croupissantes , ou de la rosée ; mais on est bien revenu actuellement de cette erreur. Il ne coûte pas moins à la Nature par son origine, que le plus grand des animaux. Ce qui a donné lieu à ce fentiment des Auteurs, c'eft qu'en difféquant un Limaçon hors du temps de fon accouplement, on ne lui remarque aucune partie qui paroiffe devoir fervir à la génération. Cependant cet animal eft androgyne ou hermaphrodite ; il doit par conféquent avoir un plus grand nombre d'organes par rapport à la génération, qu'une infinité d'autres animaux.

Par la defcription anatomique que nous avons rapportée du Limaçon, il eft à obferver qu'il y a au côté droit du col un trou notable, qui eft en même temps le conduit de la refpiration, la vulve & l'anus, qui mene à différentes cavités & en particulier à des inteftins fort tortueux qui flottent dans fon ventre. Mais dans le temps de l'accouplement tout cela change de forme ; les inteftins pouffés du fond du ventre vers le col, fe gonflent & fe renverfent de façon qu'ils fe préfentent à l'ouverture de l'anus, alors fort dilaté, fous la figure d'une partie mafculine & d'une partie féminine, toutes prêtes l'une & l'autre de faire leur fonction. Cela n'arrive pleinement que lorfqu'un Limaçon en a rencontré un autre, & qu'après plufieurs mouvemens préliminaires plus vifs &, pour ainsi dire, plus passionnés qu'on ne l'imagineroit d'une espece aussi froide, ils se sont mis l'un & l'autre dans une même disposition, ou se sont assurés d'une parfaite intelligence.

Comme dans ces animaux tout est singulier, ils ont encore une autre sorte d'agacerie. Outre les parties mâle & femelle, il leur sort par la même ouverture du col un aiguillon fait en fer de lance à quatre aîles, qui se termine en une pointe très-aiguë & assez dure : comme les deux Limaçons tournent l'un vers l'autre la fente de leur col, il arrive que quand ils se touchent par cet endroit, l'aiguillon de l'un pique l'autre, & la méchanique qui fait agir cette sorte de petit dard est telle, qu'il abandonne en même temps la partie à laquelle il est attaché, en sorte qu'il tombe par terre, ou que le Limaçon piqué l'emporte. Ce Limaçon se retire aussi-tôt ; mais peu de temps après il rejoint l'autre & le pique à son tour : après quoi l'accouplement ne manque jamais de s'accomplir. Les Limaçons s'accouplent ordinairement jusqu'à trois fois, à quinze jours de distance l'un de l'autre accou-

plement. A chaque accouplement on
voit un nouvel aiguillon. Quand ils ſe
joignent, leur accouplement dure dix ou
douze heures.

Pendant que l'accouplement dure , ces
animaux ſont comme engourdis ; ils ne
donnent même preſque aucun ſigne de
ſentiment : leur matiere ſéminale n'a
aucune apparence de liquidité ; elle reſſemble à de la cire, & prend la forme
des canaux par où elle paſſe. Elle eſt
pouſſée par un mouvement peu différent
de celui des inteſtins, qui chaſſent hors
d'eux-mêmes ce qu'ils contiennent. Cette
ſemence ſort de canaux plus longs que
n'eſt le vaiſſeau de la partie féminine,
où elle eſt reçue d'abord, ce qui l'oblige
pour-lors de ſe replier ; elle paſſe delà
dans d'autres vaiſſeaux qui appartien-
nent au ſexe féminin, & où elle cauſe
enfin la fécondation, & cela ſeulement
après le troiſieme accouplement. Au
bout de dix-huit jours, les Limaçons
pondent par l'ouverture de leur col des
œufs qu'ils cachent en terre avec beaucoup de ſoin & d'induſtrie, ce qui a fait
ſoupçonner ces animaux de les couver.
Ces œufs ſont en grand nombre, ſphé-
riques, blancs, revêtus d'une coque

molle & membraneuſe, collés enſemble par une glu imperceptible en maniere de grappe, & gros comme de petits pois ou des grains de veſce.

Pour examiner avec exaĉtitude l'accouplement des Limaçons, il faut, dit Lémery, les mettre tremper tout accouplés dans du vinaigre, pour les y faire mourir ; il eſt facile pour-lors de voir la diſſipation des parties.

Il y a quelques années que pluſieurs Naturaliſtes avoient penſé, que quand on avoit coupé la tête au Limaçon, elle ſe reproduiſoit ; mais ce fait ayant été bien examiné, on a obſervé qu'il n'avoit pas lieu, & que lorſqu'on l'avoit penſé, on avoit été induit en erreur en croyant couper la tête à cet animal, tandis qu'on ne lui avoit coupé que quelques extrémités.

Après avoir donné la deſcription anatomique du Limaçon, nous allons paſſer à la formation de ſa coquille. Cet animal vient au monde ou ſort de ſon œuf avec cette coquille toute formée, & d'une petiteſſe proportionnée à celle de ſon corps & à la coque de l'œuf qui le contenoit ; elle eſt la baſe d'une autre qui va toujours en augmentant. La

petite coquille, telle qu'elle est sortie
de l'œuf, occupe toujours le centre de
celle que l'animal, devenu plus grand,
se forme, en ajoutant de nouveaux
tours à la premiere ; & comme son corps
ne peut s'alonger que vers l'ouverture,
c'est toujours vers l'ouverture que la
coquille reçoit de nouveaux accroisse-
mens : la matiere en est dans le corps de
l'animal même ; c'est une liqueur ou une
colle composée de glu & de petits grains
pierreux très-fins. Ces matieres passent
par une multitude de petits canaux, &
arrivent jusqu'aux pores, dont la surface
de leur corps est toute criblée : trouvant
tous les pores fermés sous l'écaille, elles
se détournent vers les parties du corps
qui sortent de la coquille & qui se trouvent à nud. Ces particules de sable &
de glu transpirent au-dehors ; elles s'é-
paississent en se collant ou en se séchant
au bord de la coquille.

Il s'en forme d'abord une simple pellicule, sous laquelle il s'en assemble une
autre ; & sous celle-ci une troisieme.
De toutes ces couches réunies se forme
une croûte toute semblable au reste de
l'écaille. Quand l'animal vient encore à
croître, & que l'extrémité de son corps

L vj

n'eſt pas ſuffiſamment vêtue, il continue à ſuer, & à bâtir par le même moyen. Il eſt certain que c'eſt de cette façon qu'il conſtruit & qu'il répare ſon logement. Un Auteur dit avoir pris pluſieurs Limaçons, & avoir caſſé légérement quelque portion de leur écaille, ſans les bleſſer eux-mêmes; il les a mis enſuite, ajoute-t il, ſous des verres avec de la terre & des herbes : il s'eſt apperçu bientôt que la partie de leur corps qui étoit ſans couverture, & qu'on voyoit par la fracture, ſe couvroit d'une eſpece d'écume ou de ſueur qui couloit tout à la fois par tous les pores; il a remarqué enſuite que cette écume étoit pouſſée peu à peu par une autre qui couloit deſſous; bientôt après il la vit amenée à niveau de la premiere ou de l'ancienne. Le même Auteur, pour s'aſſurer que le ſuc formateur vient du corps du Limaçon, & non de l'extrémité de l'écaille, a encore fait une fracture à la coquille de cet animal. Il prit une petite peau qu'on trouve ſous la coque d'un œuf de poule, & il la gliſſa proprement entre le ventre du Limaçon & les extrémités de la fracture. Si l'écaille travailloit elle-même à ſe rétablir, le ſuc

qui en auroit coulé ſe feroit répandu
ſur la petite peau, & l'auroit cachée à
meſure que le trou ſe feroit rempli : ſi
le ſuc au contraire venoit du corps du
Limaçon, la petite peau devroit l'empêcher de couler en dehors ; & le ſuc,
en ce cas, devroit s'épaiſſir entre la pellicule & le corps de l'animal ; c'eſt ce
qui arriva.

Mais notre Auteur n'en reſta pas là ;
il s'y prit encore autrement pour ſe cer-
tiorer de cette vérité. Des quatre ou
cinq tours que fait la coquille du Limaçon, il caſſa & enleva tout le dernier ; puis entre l'écaille & le corps il
inſinua une peau de gant des plus fines,
qu'il renverſa enſuite & qu'il colla ſur
le dos de la coquille. Si le ſuc formateur couloit de celui-ci, il auroit chaſſé
& pouſſé la petite peau, mais elle ne
branla pas ; le tiers & plus du Limaçon, qui étoit en l'air, fut bientôt couvert d'une ſueur, & il s'en forma un
nouveau tour d'écaille, qui ſe joignit
à l'ancienne, de façon que la peau de
gant étoit par-tout entre deux.

Si les écailles ſe forment ainſi, peut-
on objecter que les fractures faites à
ces écailles feroient réparées par une

matiere qui paſſe préciſément par les
mêmes cribles par où avoit paſſé celle
qui rempliſſoit d'abord l'eſpace depuis
fracturé ? La piece qui répare le mal
devroit donc être exactement de la même couleur que ce qui eſt caſſé & que
tout le reſte de l'écaille ? Cependant
rien n'eſt plus commun que de voir
pluſieurs Limaçons maltraités raccom-
moder leur couverture , de maniere
que la piece eſt viſible , étant d'une
couleur différente du reſte. Mais une
pareille objection ne détruit rien de ce
que l'Auteur a annoncé ; elle lui donne
même occaſion d'expliquer d'où viennent ces raies & ces marbrures qu'on
voit avec ſurpriſe ſur les écailles du
Limaçon & même ſur la plupart des co-
quillages: & en effet , il y a de ces coquil-
lages où l'on trouve des raies toutes
unies , depuis la petite pointe qui eſt au
milieu , juſqu'aux bords de l'ouverture ,
& il y en a d'autres où ces raies ſont rom-
pues ou mélangées de petites taches qui
ne reſſemblent pas mal à des notes de
muſique. Cette diverſité provient de la
différente diſpoſition de leur fraiſe, c'eſt-
à-dire , des dernieres parties du corps
de l'animal qui ſe préſentent à l'ouver-

ture de la coquille. Il y a souvent des raies à ce collier , ou des parties qui sont d'une autre couleur que le reste ; cette différence de couleur montre qu'en cet endroit la tissure des chairs est différente des parties voisines : ainsi les sucs & les écumes qui y arrivent , passant par des couloirs percés autrement que ceux du voisinage , acquierent en cet endroit une couleur particuliere ; & comme la partie où est cette raie sert à travailler comme les autres parties du collier , & qu'elle contribue à la formation & à l'agrandissement successif de l'écaille , avec tout ce qui s'alonge de temps en temps en dehors , tous les points de l'é-caille qui se joindront à cette partie , auront toujours une même couleur en-tr'eux , mais différente de celle des par-ties voisines , d'où il doit arriver que ces couleurs soient couchées par bandes & par raies , & qu'elles continuent de même tant que l'animal continuera dou-cement à se mouvoir lui-même, & fera de petites augmentations à son écaille en s'avançant toujours un peu vers le dehors.

Quand l'animal grossit il retire sa queue du fond de son écaille , qui est devenue trop petite pour lui ; il monte plus haut, & pose sa queue vers le deuxieme tour de sa coquille, ou même vers le troisieme, & il agrandit sa maison à l'ouverture, en faisant ces changemens peu à peu, & en montant toujours de proche en proche.

Les parties de son collier qui donnent lieu aux changemens des couleurs dans l'écaille par la diversité de leurs pores, forment une raie suivie & sans interruption. Mais si l'animal, en se déplaçant, laisse un intervalle entre le point que sa queue quitte & le nouveau point où elle s'arrête, pour-lors les parties du collier qui causoient des taches, se trouvant placées à quelque distance de la tache précédente, teignent l'écaille de façon qu'il s'y trouve un intervalle plus ou moins grand entre une tache & l'autre.

Plusieurs Naturalistes pensent que la coquille du Limaçon se trouve toujours pléine, & que l'explication de tous ces phénomenes peut facilement se donner par l'accroissement successif du collier. Les taches, les marbrures & les différentes couleurs plus ou moins vives qu'on remarque sur son coquillage, peuvent encore reconnoître d'autres causes ;

la qualité des nourritures, la bonne ou
mauvaise santé de l'animal, l'inégalité
de son tempérament selon ses âges, les
altérations qui peuvent arriver aux différens cribles de sa peau, tout cela joint
à plusieurs autres accidens, peut tantôt
changer, tantôt affoiblir certaines teintes, & diversifier le coquillage à l'infini.

La légéreté & la solidité sont deux
qualités aussi singulieres que distinctes à
se concilier, & qui néanmoins se rencontrent dans la coquille du Limaçon
terreftre. Aux approches de l'hiver, le
Limaçon s'enfonce en terre, se retire
dans quelque trou, quelquefois seul,
mais ordinairement en compagnie; il
forme alors avec sa bave à l'ouverture
de la coquille, un petit couvercle blanchâtre, & il se renferme entiérement.
Ce couvercle le met à l'abri des injures
de l'air & de la rigueur du froid : il
demeure ainsi six à sept mois sans mouvement & sans prendre aucune nourriture, jusqu'à ce que le printemps ra-
mene les beaux jours; il ouvre pour-
lors sa porte, & va chercher de quoi
réparer des forces un peu épuisées par
le jeûne de l'hiver. Il est d'abord moins
difficile sur le choix des alimens ; cepen-

dant, dans sa plus grande faim, il ne mange pas indifféremment de toutes sortes de plantes.

Il y a des Auteurs qui prétendent que le Limaçon ne vit que d'eau & de rosée. Ceux qui sont de ce sentiment peuvent consulter nos Jardiniers ; ils en jugeront bien autrement. On ne sait que trop combien ces animaux font de dégât dans les jardins potagers & fruitiers, sur-tout pendant la nuit & les temps pluvieux. Ils s'attachent encore à la vigne, aux pois, aux féves, aux vesces & aux lentilles. Il se trouve quelquefois des années si favorables à leur multiplication, que les Laboureurs & les Gens de la campagne sont pour-lors assez superstitieux pour croire que c'est l'ouvrage de quelque Magicien.

Le vaneau, qui est un oiseau facile à priver dans un jardin, & qui par son cri perçant sait se défendre des chats, passe pour un grand mangeur d'escargots, de même que le lézard, quoique néanmoins l'un & l'autre ne mangent guere que des vers de terre & d'autres menus Insectes. Il n'en est pas de même de la tortue ; c'est dans un jardin le meilleur destructeur des Limaçons qu'on ait pu trouver jusqu'à préfent. Le fecret qu'on lit dans la *Maifon Ruftique* pour faire mourir les Limaçons, n'en eft pas un ; il s'agit feulement de les arrofer avec de la lie récente d'huile. Il paroît qu'il feroit auffi facile de les écrafer, de les jetter à l'eau ou dans un trou profond.

Dans les Papiers publics d'Angleterre on trouve une méthode pour détruire les Limaçons ; elle nous a été donnée par un Agriculteur du Comté d'Erfort. Après avoir tenté plufieurs moyens, dit-il, pour délivrer mes champs de cette race de reptiles malfaifans, qui ravageoient tous les grains, j'ai employé de la chaux ; j'en ai répandu pendant la nuit fur le fol que je voulois garantir de la voracité de ces animaux, parce que c'eft principalement pendant la nuit qu'ils fortent pour fe nourrir. Cinq boiffeaux m'ont fuffi pour chaque arpent. Cette expérience que j'ai répétée différentes fois, continue ce Cultivateur, m'a très-bien réuffi, & mérite d'autant plus d'être connue, que tout le monde fait que la chaux fertilife les terres.

M. Sarcey de Sutieres combat cette

méthode, & dit qu'elle a plus d'incon-
véniens que de ſolidité, 1°. parce que
la chaux ne ſe trouve point par-tout,
& que d'ailleurs elle coûteroit trop cher,
puiſqu'il en faut cinq boiſſeaux pour un
arpent. 2°. Cette quantité, ajoute-t-il,
ſeroit capable de brûler & de deſſécher
les bleds & les autres plantes, ſur-tout
s'il ſurvenoit de grandes chaleurs & que
le ſoleil fût bien ardent. M. de Sutieres
aimeroit mieux, à ce qu'il dit, que l'on
ſaupoudrât les plantes avec de la ſuie
de cheminée ; cette ſuie fait périr généralement tous les Inſectes, & donne de
la vigueur aux plantes. Mais la meilleure
méthode pour ſe garantir des Limaçons,
c'eſt, à mon avis, de ne ſouffrir aucune friche, où ils ſe multiplient pour
l'ordinaire abondamment, & de labourer de façon que le terrein ne ſoit jamais trop humide : par ce moyen, on
ſera délivré d'une multitude d'Inſectes
voraces, qui cauſent les plus grands
dommages.

Les Limaces different ſi peu des Limaçons, que nous croyons devoir n'en
faire ici qu'un ſeul & même Chapitre.
Ce ſont, ſuivant les Naturaliſtes, des
reptiles terreſtres qui vivent tout nuds,

sans coquilles, qui ne different des Limaçons, que parce qu'elles sont plus
alongées, & qu'elles n'ont point de ro-
bes. On en distingue de plusieurs especes, eu égard à leurs couleurs ; car les
unes sont noires, d'autres grises, tachetées ou non tachetées : il y en a encore d'autres qui sont jaunes, semées
de taches blanches, & d'autres brunes
ou toutes rouges. Comme cette derniere
espece est la plus commune, c'est celle
à laquelle nous nous attacherons le plus
particuliérement.

La Limace rouge est de la grosseur
& de la longueur de l'index ; elle pese
une once & demie ou environ : sa peau
est double ; l'extérieur est sillonné &
d'une substance noire ; l'intérieur est
fibreux & criblé d'une infinité de trous :
son manteau ou coqueluchon lui tient
lieu de coquille ; c'est dans ce coqueluchon que l'animal cache sa tête, son col
& son ventre, toutes parties qui n'ont
point de forme fixe. Ce reptile a quatre
cornes, qui lui servent au même usage
que celles du Limaçon : sa tête est dis-
tinguée de sa poitrine par une raie noirâtre, comme la poitrine l'est du ventre;
on y apperçoit l'ouverture de la bouche

bordée de deux levres, & à la mâchoire
d'en-haut, une dent faite en croissant &
armée de quinze pointes. Intérieurement
on découvre l'œsophage, l'estomac, les
veines lactées toujours remplies d'un suc
laiteux, le canal intestinal avec ses circonvolutions, le cœur revêtu de son
péricarpe, & garni d'une oreillette plus
grande que le cœur même. Pline fait
mention de deux osselets ou petites pierres sableuses & perlées qui se tirent,
l'une de la tête de la Limace, & qui est
regardée comme le crâne, & l'autre du
dos. Lister dit les avoir tirées par une
légere incision faite au centre du coqueluchon : elles étoient de la même figure
& de la même grandeur. Ces pierres
sont si légeres, que trois ensemble ne
pesent pas même un scrupule, suivant
que l'a observé Vormius : leur partie
convexe est testacée, & leur partie con-
cave crustacée.

Les Limaces, qui ont tant de rapports
aux Limaçons, sont comme eux hermaphrodites, c'est-à-dire, qu'elles sont des
deux sexes, en sorte que chacune d'elles
donne la fécondité à une autre, de qui
elle la reçoit en même temps. Dans l'accouplement, la partie masculine se gonfle

considérablement ; elle est d'un bleu pâle : elle sort par une large ouverture située au côté droit du col , près des cornes. Cet organe , qui est de même forme & de même grandeur dans les deux sexes , est une espece de cordon , que les deux individus , quand ils veulent s'accoupler , poussent au dehors par un méchanisme semblable à celui qui fait sortir leurs cornes. On trouve quelquefois les Limaces dans une attitude singuliere , c'est-à-dire , suspendues en l'air , la tête en bas , & accrochées à un tronc ou à une branche d'arbre , queue à queue , par une assez grosse corde filée de leur propre bave. Rhedi assure en avoir vû passer trois heures dans cet état ; & pendant tout ce temps, ajoute-t-il , les cordons qui sortent hors des corps s'entrelacent , s'agitent , se contractent , & se couvrent enfin d'une écume savonneuse , blanchâtre , qui est leur liqueur spermatique. Leurs œufs sont sphériques , blanchâtres , à-peu-près comme des grains de poivre blanc; mais quand ils sont prêts à éclorre , ils jaunissent un peu. Ces œufs n'éclosent pour l'ordinaire que sept ou huit mois après l'accouplement.

Cet animal vit encore long-temps après être coupé en morceaux ; c'est par cette raison que Linnæus le met dans la classe des vers & dans le genre ou l'ordre des zoophites. Le Docteur Jean Muralto a fait plusieurs fois cette observation ; il ajoute encore que quoiqu'on ôte le cœur à cet animal, on ne lui ôte pas pour cela la vie au même instant. On a prétendu que sa tête après être coupée se reproduisoit ; mais après un examen suivi, on a observé que ce fait est faux.

Les Limaces vivent d'herbes, de champignons, même de papier mouillé ; elles se plaisent dans les prés bas, dans les lieux souterreins où le soleil ne donne jamais, quelquefois sur des montagnes, dans les forêts ombragées, en un mot dans des endroits frais, couverts, humides, & où la rosée ne se seche pas aisément. Elles marchent sur-tout la nuit, & le jour dans des temps pluvieux ; la trace de leur marche est marquée par une couche de glu luisante sur la terre, sur les murs & sur les arbres par où elles ont passé. Cette marche est fort lente ; aussi dit-on communément d'une personne qui marche lentement,

qu'elle

qu'elle va comme une Limace ou un Limaçon.

Si on saupoudre bien une Limace avec du sel commun, du nitre ou du sucre, on s'appercevra qu'aussi-tôt elle jette au-dehors une grande quantité de matiere visqueuse fort ténue, & pour l'ordinaire de deux couleurs, c'est-à-dire, jaune & blanche ; cette matiere deviendra épaisse comme de la colle, & en moins de quatre minutes la Limace enflera, se roidira & mourra. Si on vient ensuite à considérer la peau de cet animal séparée des parties internes, au lieu de la trouver épaisse & dure, comme elle est ordinairement, on la trouve flexible, très-mince & seche, parce qu'elle a perdu pour-lors toute son humeur visqueuse.

Dans les années humides on voit une quantité de petites Limaces terrestres qui ont la peau brune. Ces Limaces détruisent beaucoup de froment & d'autres grains, en rongeant les plantes jusqu'aux racines.

La chaux récente & vive, mêlée avec de la suie nouvelle, répandue dans un champ ou un jardin, favorise la pousse des plantes, & fait en même temps périr

M

ces Insectes. Quand le terrein n'a pas beaucoup d'étendue, on parvient à les détruire entiérement par un mélange de lie de savon & de creton de suif.

Ces Limaces dévastent sur-tout les choux. Rien n'est meilleur, à ce qu'on dit, pour les en garantir que la composition suivante. Vous prenez un seau d'eau de fumier ; vous y mettez une demi-once d'assa fœtida, de la guede & des aulx à volonté ; une bonne poignée & demie de baies de laurier concassées, une poignée de feuilles ou de sommités de sureau, & une poignée de racines de carline ; laissez infuser le tout pendant trois fois vingt-quatre heures. Quand vous voudrez vous servir de cette sauce, vous prendrez un bouchon de paille de seigle, vous le tremperez dans cette eau, & en arroserez les plantes infectées de Limaces ; elles périront aussi-tôt, ou du moins abandonneront ces plantes. Les grenouilles sont les ennemis destructeurs des Limaces.

Dans notre Journal de *la Nature considérée*, année 1775, nous avons rapporté qu'un Cultivateur des montagnes de Saxe, après avoir tenté inutilement différens procédés pour préserver ses

graines & ses jeunes plantes des Limaçons & des vermisseaux , qui , tous les
ans , faisoient d'énormes dégâts , avoit
essayé le moyen suivant , qui lui a réussi.
Il prit deux pots d'eau déposée par le
fumier , & versa un peu d'eau pure sur
le sédiment pour l'éclaircir ; il le fit ensuite bouillir avec deux lots d'assa fœ-
rida concassé : il mêla dans cette mixtion , tirée du feu & réfroidie , trois
gros d'huile de corne de cerf. Le tout
fut jetté dans un baril où il y avoit quinze
pots de lie de fumier , délayée comme
la première. On couvrit le baril , & on
le remua pendant quelques heures. Le
Cultivateur finit par tremper les plantes
dans cette mixtion , & il les arrosa trois
jours de suite , matin & soir. Quant aux
graines , il les fit tremper pendant une
demi-heure dans cette même composition , & après les avoir laissé sécher à
l'air , il les sema dans des terreins fraî-
chement labourés , & les arrosa comme
les plantes. Tout réussit au-delà de ses
espérances. Les Laboureurs qui adop-
terent ce procédé n'eurent pas moins
de succès , excepté seulement ceux qui
n'avoient pas choisi des terreins fraîche-
ment préparés, la liqueur dans ces terres

n'ayant pu parvenir jusqu'aux Insectes.

Bradley, page 27 de son *Calendrier des Jardiniers*, indique le préservatif suivant contre les Chenilles, Limaçons, Fourmis & Perce-oreilles ; c'est de mettre au corps de chaque arbre deux tours de corde faite avec du crin de cheval, pareille à celle dont on se sert pour suspendre le linge. Cette corde est si hérissée de pointes, que les Limaçons & les Chenilles ne peuvent passer dessus sans périr. Afin d'en garantir les arbres en espalier, il faut de plus que la corde fasse sur le mur un circuit assez grand pour que les branches & la pousse d'une année puissent y être renfermées.

Pour empêcher les Limaçons de monter aux arbres de haute tige isolée, vous pouvez aussi prendre des joncs marins bien verds & forts en pointe ; vous en faites un petit paquet en forme de balai ; vous en entourez le milieu de la tige de l'arbre, de façon qu'ils présentent la pointe en bas. Quand ces joncs marins sont bien attachés & près les uns des autres, c'est une barriere presque impénétrable aux Limaçons, & même un piege pour eux au-dessous de ce paquet, qui forme un abri. Cette idée peut conduire plus loin : ne seroit-elle pas applicable aux arbres en espalier ? Si l'on garnissoit également la tige de l'arbre & la derniere *genlette* près de terre, de maniere à former un cordon sur toute la longueur du mur, ce seroient comme des especes de chevaux de frise, qui, ce semble, nous garantiroient des assauts & des dégâts de ces ennemis rampans.

Tout le monde sait que les plus terribles ennemis de la vigne sont les Limaçons & les Escargots, connus dans quelques Provinces sous le nom de *Loches*. On choisit le temps de la rosée ou de la fraîcheur du matin pour travailler à leur destruction. Dans les plats pays, comme Courtrai, Montlouis, Rochecorbon, &c., où les vignes ne sont point distribuées par clos, les Juges de ces lieux & autres devroient interposer leur autorité pour forcer les habitans de ces cantons de s'entendre & de concourir à employer les mêmes moyens pour délivrer les vignes de ces Insectes; autrement on se fatiguera beaucoup pour tuer cent ennemis dans une vigne, tandis que mille seront en marche & prêts à passer dans les vignes voisines. Lorsque la vigne est en défense contre

la dent de ces animaux, on néglige de
les ôter ; au lieu que si on ne disconti-
nuoit pas la recherche, infailliblement
l'espece en diminueroit à un point, que
le labour d'automne, que nous conseil-
lons de faire faire, continueroit à faire
périr le reste. Nous ne prétendons pas
néanmoins dire que l'on en détruira
l'espece. Comme les plus petits Insectes
sont l'ouvrage du Créateur, toutes les
forces humaines ne pourront jamais les
anéantir ; mais elles peuvent exercer
& ont réellement un empire sur les animaux, qui les autorise à en diminuer
le nombre.

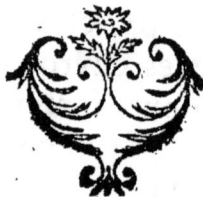

CHAPITRE XXIV.

Des Mites.

On donne le nom de Mites à des Insectes du genre des scarabées. Quand ces Insectes sont jeunes, ils sont blancs : mais à mesure qu'ils vieillissent, ils deviennent noirs ; ils se dépouillent de leur peau. On ne remarque des aîles qu'aux mâles. Le froid les fait ordinairement périr.

Les Economistes en distinguent plusieurs especes. 1°. La Mite qui vit de chair , qui est une blatte-carnivore ; 2°. celle qui se trouve dans le pain & la farine ; 3°. celle qui ronge les livres ; 4°. celle qui habite sous les plumes des oiseaux qui sont en cage ; 5°. celle qui glousse comme les poules ; 6°. celle qui fait des ravages dans les jardins, & qui s'attache singuliérement aux porreaux ; 7°. celle qui fuit la lumiere ; 8°. celle qu'on trouve dans les moulins & aux environs des fours ; 9°. celle qui se trouve à l'entrée des latrines & des bains ; 10°. celle qu'on nomme *Mite*

M iv

puante, & qui répand une mauvaiſe odeur par-tout où elle paſſe ; & 11°. celle qui ſe met entre les écailles des poiſſons que les Lapons font deſſécher.

Toutes ces différentes eſpeces ſont aſſez ſemblables aux Grillons des champs. On dit qu'elles ſortent de leurs œufs toutes parfaites , & qu'elles croiſſent peu à peu. Elles ont huit grands pieds, pareils à ceux des Faucheux.

A l'égard de la Mite qui imite le cri de la poule , qui ronge les livres & qui ſe nourrit de la colle dont on les enduit en les reliant, elle n'eſt pas plus groſſe qu'une Puce ; elle a ſur le dos une crête oblongue de couleur griſe ; elle porte la tête baſſe & approchée de la poitrine. C'eſt en frappant , dit-on , des aîles l'une contre l'autre qu'elle excite un bruit ſans doute d'un ſon très-foible , qui imite le glouſſement d'une poule.

On a communiqué à la Société Eco-nomique de Zell un préſervatif contre les Mites qui s'attachent au bois, aux meubles. Il ne s'agit que de mettre du camphre dans tous les endroits où on enferme quelque choſe qui peut atti-rer ces Inſectes. Une demi-heure ſuffit pour faire évaporer l'odeur du camphre, lorsqu'on donne de l'air à l'endroit où on l'avoit enfermé.

CHAPITRE XXV.

Du Cerf-volant, de la Bitche, & du Rhinocéros.

LE Cerf-volant, la Bitche & le Rhinocéros font des Insectes du genre des scarabées, qui ont été ainsi nommés parce qu'ils portent sur leur tête des bois comme ceux du cerf, ou une corne comme le rhinocéros. Ces Insectes font beaucoup de tort dans les couches, sur-tout quand ils font encore sous la forme de larves ou de vers blancs.

Le moyen le plus affuré pour faire périr ces vers, seroit de faire le mélange de la terre ou terreau avec des substances amères, telles que la suie, la coloquinte, l'affa fœtida, & d'arrofer avec des décoctions âcres & ameres de tabac, d'abfynthe. Ce mélange est aussi contraire aux vers des Courtilieres & à ceux des Hannetons. Comme le fu-

M v

mier attire ces derniers, on évitera
d'en mettre dans les racines des arbres.
On fera aussi très-bien de faire planter
aux pieds des arbres des racines de frai-
fier ; la larve de ces Insectes en est
friande : dès que les fraisiers commen-
ceront à se faner, on levera ces pieds,
& on trouvera les vers blancs.

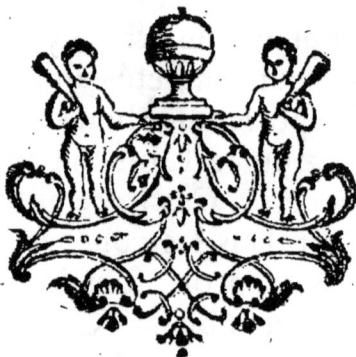

CHAPITRE XXVI.

Du Tiquet.

Un des Insectes les plus communs & les plus nombreux dans les jardins est le Tiquet. Quoique extrêmement petit, il fait un dégât considérable : tout lui plaît dans un jardin, herbes, arbrisseaux, arbres, boutons, bourgeons, jeunes fruits, nouvelles pousses, &c., & le ver ou la larve d'où sort cet Insecte n'est pas moins nuisible. Il y a plusieurs espèces de Tiquet : ils sont tout au plus longs de deux lignes & larges d'une ; ils sautent très-agilement, ce qui leur a fait donner le nom de *Puces de jardins.* Leurs antennes sont d'une égale grosseur dans toute leur longueur, & leurs cuisses postérieures sont grosses, presque sphériques. Ils varient en couleurs ; ils sont ou blancs, ou noirs, ou jaunes, ou noirs & blancs, ou noirs dorés : la tête, le corselet, les pattes ont quelquefois une couleur pareille à celle des étuis, qui font la plus grande partie de leur

M vj

corps, & d'autres fois ces parties sont
d'autres couleurs.

On rencontre des Tiquets par légions
sur les plantes ; elles en sont quelquefois toutes noires : on en trouve sur les
semis nouvellement levés, sur les jeunes plantes potageres, & sur certaines
fleurs ; ils détruisent souvent les jeunes
choux, les laitues, raiforts, navets, gi-
roflées ; ils font périr les greffes, les
nouveaux jets des arbres. Le meilleur
moyen de garantir ces plantes de leur
dégât, est de les tourmenter beaucoup,
soit en agitant les plantes, soit en les
mouillant souvent ; cela les disperse, &
il en périt une partie. Les Auteurs disent
qu'il faut jetter sur les plantes qui en sont
infectées, de la cendre, de la sciure de
bois, de la chaux ou du plâtre en poudre,
enfin quelque décoction âcre & amere,
quelques huiles ; mais il est à craindre
que ces ingrédiens ne salissent les plantes & n'arrêtent la végétation.

CHAPITRE XXVII.

Du Tigre des poiriers.

LE Tigre des poiriers ou la Punaise-tigre est un Insecte dont il y a plusieurs especes. Nous ne décrirons ici que le plus commun. Il est long environ d'une ligne & demie, & est large de deux tiers de ligne : sa tête & le dessous de son corps sont noirs : en dessous de son corps est une trompe recourbée : ses pattes sont brunes : son corselet est noir au milieu & blanc sur les côtés : sur la longueur du corselet il y a trois sillons élevés ou trois lignes saillantes ; mais les deux des côtés vont jusqu'à la tête : les étuis sont blancs , transparens, imitant le roseau ; leurs bords sont pénétrés de noir : les antennes sont composées de quatre ou cinq articulations ; les deux premieres sont courtes ; la troisieme est très-longue ; la quatrieme , courte & fort grosse, ce qui donne à l'antenne la figure d'une massue.

Cet Insecte mange le parenchyme des

feuilles ; celles-ci ne tardent pas à jaunir
& à fécher, après quoi elles tombent ,
ce qui ne peut fe faire fans préjudicier
beaucoup à l'arbre & à fon fruit. C'eft
fur la fin de l'été qu'on le trouve par
légions deffous les feuilles des poiriers ,
principalement celles du bon-chrétien ;
on en rencontre auffi fous les feuilles
des pommiers & des pruniers. Ces In-
feĉtes préferent les efpaliers aux buif-
fons.

Il n'y a aucune drogue connue qui
foit capable de faire fuir ou périr le
Tigre des poiriers. Quand les feuilles
des arbres font tombées , vous agirez
néanmoins très-fagement en les faifant
brûler. Vous pouvez encore faire frotter fortement & ratiffer l'écorce des arbres , pour enlever par ce moyen les
œufs. Vous ferez auffi très-bien de diriger fur l'arbre la fumée de quelques
plantes aromatiques ou de mauvaife
odeur. On recommande encore de jetter
fur ces arbres des décoĉtions de tabac
ou d'autres plantes âcres.

Dans notre Journal de *la Nature confidérée* , année 1776 , un Cultivateur a
fait annoncer qu'après avoir éprouvé
tous les remedes poffibles contre ces

Infectes , il n'étoit parvenu à les détruire qu'en frottant les feuilles l'une
après l'autre durant le mois de Mai , &
écrafant , foit avec les doigts , foit avec
un linge , l'animal qui n'a point encore
fait de ravage , & dont les œufs ne doivent éclore que lorfque les feuilles feront grandes. On recommence ce remede
autant de fois qu'il eft néceffaire.

Les Punaifes rouges qui fe répandent
fur les feuilles & les fruits des arbres ,
& qui fe rencontrent fouvent à leur
pied , fe détruifent en les écrafant , ou
en jettant deffus de l'eau bouillante ou
de la chaux en pouffiere , qu'on mouillera auffi-tôt avec de l'eau chaude.

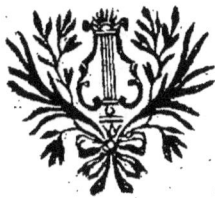

CHAPITRE XXVIII.

De la Mouche Cantharide.

La Mouche Cantharide est très-connue; il est inutile d'en donner ici la description. Il est facile de la distinguer des autres Insectes par sa forme alongée, assez étroite; par son corps d'un beau verd doré; par ses antennes noires, & par son odeur forte & désagréable. Ces Mouches occasionnent souvent de grands dégâts dans certaines années. Dès que vous les voyez en grand nombre, il faut les faire tomber tous les matins en secouant les arbres sur lesquels elles s'amassent dès qu'il fait jour, & les écraser avec le pied ou quelque morceau de bois : mais gardez-vous bien de les toucher à main nue ; elles rougiroient la peau & y feroient lever des vessies.

CHAPITRE XXIX.

Du Perce-oreille.

LE Perce-oreille eft un Infecte hemioptere, longuet, fort agile & qui court vîte. Il a deux petites cornes à la tête: fes antennes font longues & filiformes : l'extrémité de fon ventre eft armée de deux pinces : fon corps eft applati, liffe & brunâtre ou noirâtre. Cet Infecte, ainfi que tous les autres, propage beaucoup ; on en rencontre communément fur les feuilles de choux, dans les creux d'arbres, & dans les tiges de plantes, principalement dans celles des panais fauvages , de l'angélique & de toutes les ferulacées ; on en trouve auffi dans les trous des murailles, dans le fumier & la terre. Il fe gliffe avec vîteffe dans les oreilles, d'où lui eft venu fon nom. Il mord & pince les endroits où il s'attache , & caufe une douleur affez vive.

M. Valmont de Bomare, dans fon *Dictionnaire d'Hiftoire Naturelle*, dit que dans ſon enfance, un de ſes freres luï fit entrer un de ces Inſectes dans l'oreille ; & qu'il en fut comme fou pendant quatre jours , ce qui ſe termina par un léger mal de tête. M. de Bomare, pour ſe venger , joua le même tour à ſon frere , qui en fut beaucoup plus affecté ; car il ſe trouvoit des momens où il couroit ſe plonger la tête dans un ſeau d'eau : dans d'autres momens il ſaignoit du nez , & croyoit voir un arc-en-ciel. Le frere de M. de Bomare avoit, ainſi que M. de Bomare lui-même , beaucoup de peur d'en mourir , & ils n'étoient pas un inſtant ni l'un ni l'autre ſans gratter dans leur oreille avec un inſtrument, qui probablement y produiſit tout ou la plus grande partie du mal. On prétend que lorſqu'on en a dans l'oreille, il faut y injecter le baume de ſoufre fait avec la térébenthine , ou recourir aux fumigations de gomme ammoniac.

Le Perce-oreille eſt auſſi nuiſible à pluſieurs plantes , ſur-tout aux fleurs & aux fruits. Ses pinces courbes attachées à l'extrémité du ventre le font aſſez reconnoître. Il ronge les jeunes pouſſes , les feuilles & les tiges des plantes ten-

dres; il s'infinue dans les fruits entr'ou-
verts, attaque quelques fruits dont la
peau est fine : mais cet Insecte tombe
très-facilement des arbres quand on les
secoue. Lorsqu'un arbre est isolé, il
suffit, pour l'en garantir, d'attacher autour du tronc de la laine ou du cardon
cordé. Si ces Insectes attaquent un arbre
en espalier, on distribuera dans l'arbre
quelques os creux, des cornes ou des
ongles de pieds de moutons, de bœufs,
de cochons, de petits bâtons de sureau
vuides, ou des roseaux creux; les Cloportes & les Perce-oreilles s'y retirent
dans le jour, & en les frappant un peu
fort, on fait tomber ces Insectes, ou on
les noie, en mettant dans l'eau ce qui
leur a servi de retraite.

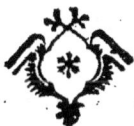

CHAPITRE XXX.

Du Grillot.

LE Grillot est un Insecte fort connu. Il a pour l'ordinaire un pouce de longueur sur quatre de largeur : ses antennes sont minces comme du fil, & presque de la longueur de tout son corps : sa tête est grosse, ronde, avec deux gros yeux & trois autres plus petits, jaunes & clairs, placés plus haut sur le bord de l'enfoncement, du fond duquel partent les antennes : son corselet est large & court : dans les mâles, les étuis sont plus longs que le corps, veinés, comme chiffonnés au-dessus, croisés l'un sur l'autre, enveloppant une partie du ventre avec un angle saillant sur les côtés ; ils ont aussi à leur base une bande polie : dans la femelle, au contraire, les étuis laissent un tiers du ventre à découvert, une pointe dure presque aussi longue que le ventre, plus grosse que le bout, composée de deux gaînes qui enveloppent leurs lames. C'est de cet instru-

ment dont elle fe fert pour enfoncer &
dépofer fes œufs dans la terre. Le mâle
& la femelle ont tous les deux à l'extrémité du ventre deux appendices pointues & molles : leurs pattes poftérieures
font beaucoup plus groffes & plus longues que les autres , & elles leur fervent pour fauter.

Cet Infecte fait beaucoup de ravages
en été dans les jardins. Il ronge les feuilles tendres & les jeunes pouffes des herbes ; il attaque fur-tout les jeunes plantes de choux , laitues , concombres,
melons. Le meilleur moyen de le détruire eft de verfer beaucoup d'eau à la
fois dans le lieu où il fe trouve ; cela le
fait fortir de peur d'être noyé , & on le
tue facilement.

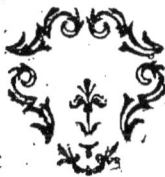

CHAPITRE XXXI.

De la Bêche.

LA Bêche est de tous les Insectes le plus grand dévastateur & de la vigne & de son fruit. Elle fait quelquefois un si grand ravage dans les pays vignobles du haut & du bas Anjou, que les Magistrats des Villes de cette Province, occupés de la police, ont rendu diverses Ordonnances, en différens temps, pour obliger chaque particulier, même sous certaines peines, de détruire cet Insecte. Cependant leur zele n'a pas produit jusqu'à présent tout le bien qu'on en devoit attendre ; des difficultés imaginaires, des préjugés populaires, le défaut d'observations suivies sur la propagation, l'accroissement & la métamorphose de la plupart des Insectes qui nous sont connus, l'indolence & la paresse ont fait négliger la recherche des moyens propres à les détruire & à en diminuer l'espece.

Par une erreur populaire, les gens de

la campagne s'imaginent que c'est le
Hanneton qui produit la Bêche, & que
la Bêche engendre un gros ver, qu'ils
nomment *Turc*, d'où le Hanneton renaît
à son tour. Il est donné à chaque espece
de se reproduire toujours dans son premier état ; c'est un ordre invariable dans
la nature. Que l'on parvienne à détruire
une espece dans un canton, elle ne reparoîtra plus, du moins jusqu'à ce qu'elle
revienne d'ailleurs. Ainsi la Bêche ne
subit d'autres métamorphoses que de
reproduire son espece.

Cet Insecte, qui est placé par les Naturalistes au rang des scarabées, a environ deux lignes & demie de longueur
sur une ligne & demie de largeur. On
en distingue de deux couleurs, de bleus
& de verd-dorés. Sa tête, des deux côtés de laquelle il sort deux sortes d'antennes, se termine par une trompe dure,
fort longue, armée de plusieurs scies
comme celles des Charançons. Il paroît
au commencement de Mai ; s'attache aux
feuilles encore tendres, dont il se nourrit, sur-tout à celles de la vigne noire
dont il est plus avide ; dépose ses œufs
dessus, après avoir tapissé les feuilles
d'une espece de duvet, & se sert de sa

trompe pour en ronger ensuite la queue
en partie. La séve se trouve par ce moyen
arrêtée dans sa circulation ; le soleil des-
seche les feuilles & les roule en forme
de cornets ; les œufs qui y sont enveloppés éclosent par la chaleur du soleil ;
il en sort pour-lors un petit ver , qui
tombe par terre & qui y reste pendant
quelque temps. Il se change durant l'été
en l'espece qui lui est propre : pendant
l'hiver il se cache sous l'écorce & dans
les trous du bois mort de toutes sortes
d'arbres , même de la vigne , ainsi que
les Mouches , & il reparoît au retour
du printemps pour se reproduire par ses
œufs , & périr quelque temps après. La
durée de sa vie n'est que d'une année. Ce
pernicieux Insecte coupe le bourgeon à
fruit , ainsi que les pampres, ce qui empêche le nouveau bois de prendre son
accroissement , sa force & sa grosseur
ordinaire.

Pour parvenir à la destruction de la
Béche , on ne s'est appliqué jusqu'à présent qu'à rechercher les cornets qui renferment les œufs , à les ramasser & 'à
les faire brûler. Quelque avantageux que
soit ce procédé , il n'est pas suffisant,
puisqu'il ne détruit pas le mal dans son
origine.

origine. La Bêche, qui eft un Infecte aîlé, ne trouvant plus de pampres fur un cep qu'elle a dévafté, s'envole fur les autres qui ont encore leurs feuilles, & y continue le même défordre, comme il eft arrivé en plufieurs cantons d'Anjou en 1764. Il s'agit donc de trouver un expédient plus fûr, plus utile & plus prompt pour fe délivrer d'un Infecte auffi dangereux.

Quelques obfervations ont fait appercevoir que la Bêche eft fort-timide, & qu'elle a quelques ennemis voraces, tels que l'Araignée des vignes & les oifeaux à bec effilé, ainfi que plufieurs Infectes, contre les incurfions defquels fes aîles ne font pas d'un grand fecours. Pour peu qu'on heurte le cep ou la branche fur laquelle elle eft attachée, elle retire fes pieds, s'arrondit & fe renferme en elle-même, de maniere qu'elle roule & tombe très-proprement à terre; elle fe cache dans de petits creux, fous de petites mottes, où elle eft en fûreté pendant le paffage de l'ennemi.

L'inftinct qui lui eft donné pour veiller à fa confervation, devient le moyen le plus commode pour la détruire; & fi on ne réuffit pas à en exterminer ab-

N

solument l'espece, on la diminue si considérablement, qu'elle ne fait pas beaucoup de tort. Pour y réussir, il s'agit d'abord de s'assurer de cet Insecte, & de l'écraser avant d'amasser l'enveloppe de ses œufs : on se munit, pour cette opération, d'une feuille de papier fort, ou d'un carton mince, dont on releve les bords de la hauteur d'un pouce ; on le place successivement sous chaque cep que l'on secoue légérement ; les Bêches ne résistent point à la secousse, elles tombent toutes dans le récipient, & pour-lors on les écrase facilement ; on ramasse ensuite les cornets qui contiennent & enveloppent les œufs, & on les fait brûler. Une femme qui se contentera d'un salaire modique, parcourra facilement un arpent de vigne chaque jour, détruira tout ce qu'elle découvrira de l'espece de la Bêche, & conservera par ce moyen les ceps & leur fruit. Cette opération est simple à faire ; elle est à portée des gens de la campagne, qui, pour l'ordinaire, n'ont pas beaucoup d'adresse ; le profit en est considérable pour le propriétaire, & la dépense fort légere. (*Cet article nous a été fourni par un Cultivateur de l'Anjou*).

CHAPITRE XXXII.

De la Sangsue.

LA Sangsue est un Insecte aquatique, noir, sans pieds, sans nageoires, sans arêtes, qui a la figure d'un gros ver, long comme le petit doigt, marqué de points & de lignes, glissant & vivipare comme l'anguille, & qui vit dans les marais & autres lieux aquatiques. Sa peau est composée d'anneaux, par le moyen desquels elle nage dans l'eau, & se contracte tellement hors de l'eau, qu'elle n'a guere plus qu'un pouce de longueur ; on y apperçoit pour lors des éminences & des tubercules : son dos est de couleur brune - noirâtre, ayant des deux côtés une ligne d'un blanc-jaunâtre, parsemée pour l'ordinaire de points noirâtres : son ventre est aussi marqueté de taches blanches jaunâtres : on lui trouve à la tête l'ouverture de la bouche, située entre les deux levres, & composée comme elles de fibres très-souples, au moyen de quoi elle prend

toutes les formes convenables au befoin de l'animal. Cette ouverture eft
triangulaire & armée de trois dents
très-aiguës & affez fortes, capables de
percer non-feulement la peau d'un homme, mais même celle d'un cheval ou
d'un bœuf; c'eft comme un inftrument
à trois tranchans, qui fait trois plaies à
la fois.

Une Sangfue vivante avalée pourroit,
dit-on, caufer de fâcheux accidens en
fuçant les venules de l'eftomac. Le remede qu'on pourroit y apporter feroit
de boire de la faumure ou de l'eau fa-
lée, & de prendre quelque purgatif où
il entrât du fublimé doux ou quelque
autre préparation de mercure : l'éméti-
que y réuffit encore.

Quelquefois les Sangfues s'attachent
à la gorge & aux gencives du bœuf,
ce qu'on reconnoît lorfque cet animal
jette de temps en temps du fang par
la bouche, ou lorfqu'il en coule continuellement. Pour faire lâcher prife à
ces Infectes, ouvrez tout de fuite la
bouche du bœuf, tirez-lui la langue,
& arrachez la Sangfue avec les doigts :
fi vous ne pouvez en venir à bout,
touchez la Sangfue avec un petit linge

trempé dans de l'eau-de-vie , ou met-
tez-y un peu de vin dans lequel vous
aurez fait tremper de l'aloës , ou de
l'aloës avec de l'huile. S'il arrivoit que
la Sangsue descendît dans l'estomac , il
n'en peut résulter aucun inconvénient ;
la chaleur du bœuf l'auroit bientôt
fait mourir , & la Sangsue se digérera
avec les alimens.

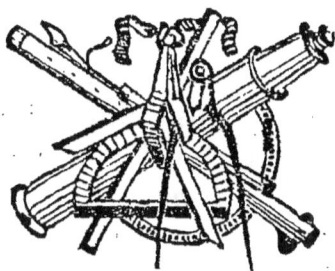

CHAPITRE XXXIII.

Du Papillon & des Vers du bled.

LE Papillon, qu'on nomme dans l'Angoumois *Papillon des bleds*, est du genre des Phalenes ; il ressemble à bien des égards à celui des fausses Teignes. Il porte ses aîles inclinées en forme de toît ; elles font couleur de café au lait, bordées de franges à longs poils. La femelle jette quatre-vingts à quatre-vingt-dix œufs : huit jours après il en sort de petites Chenilles de la grosseur d'un cheveu, & longues d'un quart de ligne. Ces petits vers se placent entre les lobes du grain, & déchirent le son pour s'y introduire ; ensuite ils se vuident, & y filent une coque, en observant de scier proprement le son en forme de trape, qui reste fermée jusqu'à ce que le Papillon sorti de la nymphe la jette dehors pour en sortir. Une génération de ces Insectes se fait en vingt-huit ou vingt-neuf jours, & il est aisé d'en concevoir la prodigieuse multiplication. On a observé que les bleds étoient toujours plus exposés à ces Insectes, à proportion qu'ils étoient plus voisins des habitations ; ce qui a fait conclure que c'étoit principalement dans les greniers que se faisoient ces pontes : en effet, vers Juin ou Juillet il se fait différentes volées de ces Papillons qui sortent de ces greniers ; il sont en si grand nombre, que le tas semble s'agiter, & il s'y produit alors une si grande chaleur, que le thermometre qu'on y enfonce monte de plusieurs degrés.

Le moyen le plus efficace qu'on ait trouvé pour se préserver de ce fléau, est de passer le bled au four ; sa chaleur tue ces Insectes. Le grain peut supporter, sans être altéré, une chaleur qui fasse monter le thermometre à 90 degrés, & c'est à-peu près celle du four lorsque le pain en est tiré. Si l'on y met pour-lors le grain, la chaleur est bientôt diminuée, & elle descend en douze heures jusqu'au 33e. degré. On peut encore, lorsqu'on seme le bled, le lessiver, & avoir soin de jetter les grains légers qui surnagent. Cette précaution garantit de l'accident qu'on appelle *le pourri*.

N iv

Un Econome de Boheme propose un moyen bien simple de détruire les vers qui gâtent les grains dans les greniers; c'est d'arroser d'une dissolution de vitriol le bled infecté, le plancher & les murs de l'endroit où il est serré.

Une autre méthode pour préserver le bled des vers, c'est, lorsqu'on a fait deux ou trois rangs de gerbes, d'y jetter par-dessus du sable fin, d'en répandre encore après en avoir fait deux ou trois autres rangs, & de continuer ainsi jusqu'à ce que le tas de gerbes soit achevé. Cette méthode a été mise en pratique par un Habitant de Dublin, & avec beaucoup de succès; elle n'a d'ailleurs qu'un inconvénient, c'est que le sable tombe lorsqu'on nettoie le bled. Si le sable est sec & fin, il absorbe l'humidité qui peut se trouver encore dans le bled. Un autre avantage assez considérable, c'est qu'elle fait périr ou fuir les rats & les souris, attendu qu'ils ne sauroient vivre dans le sable.

CHAPITRE XXXIV.

Des Vers mineurs des feuilles & autres qui
ravagent les femailles.

On connoît une efpece de Vers ap-
pellés *Vers mineurs des feuilles*, ou fimplement *Mineurs*. Il y a peu d'arbres ou
de plantes dont les feuilles ne foient attaquées par ces Infectes. M. de Réaumur
eft le premier qui en ait diftingué les
différentes claffes, & qui ait donné des
détails curieux fur la métamorphofe &
les travaux de ces Vers. Mais un Agro-
nome du Comté d'Oels a publié des
Obfervations nouvelles, qui méritent
bien d'être confignées dans cet Ouvrage.

Lé Mineur demeure caché profondément dans la terre pendant tout l'hiver ;
il ne fort guere de fon fouterrein que
dans le mois d'Avril, quand les graines
commencent à crêter. Dès qu'il a pris
l'air, fon premier foin eft la multiplication de fon efpece ; on voit pour-lors
le mâle & la femelle travailler enfemble,
au-deffous des racines du grain, à creufer

N v

des canaux pour leur postérité prochai-
ne, ou peut-être pour leurs propres
besoins à venir. Cependant la femelle
ne pond pas encore ; elle ne le fait pas
dans les champs à bled d'hiver, du moins
dans ceux qui portent du seigle, parce
que l'odeur de la fleur de ce grain lui
est contraire : aussi dès que la floraison
se manifeste, on voit ces Insectes s'attrouper & se retirer dans les champs
d'été, sur-tout dans ceux qui ont été
remués nouvellement. C'est par cette
raison qu'en Silésie les champs d'orge
& de lin font les plus exposés aux ravages de ces Insectes destructeurs.

Au commencement de Juin la femelle
dépose ses œufs dans les champs, au
fond de quelque creux qu'elle a auparavant préparé pour cet effet ; elle les
met les uns sur les autres & contre les
autres, de façon que le tas de deux ou
trois cents qu'elle en fait, a la forme
d'une assiette de grandeur moyenne ; le
peu de terre qui reste au-dessus de ces
œufs devient bientôt trouble & sec, ce
qui fait que les rayons du soleil le pénetrent mieux, & que la chaleur fait
plus aisément éclorre les Vers. C'est
pour l'ordinaire vers la Saint-Jean que

les jeunes Mineurs fortent de leurs nids ; les œufs qui n'ont pas encore abouti dans ce temps-là, périffent ordinairement, comme l'on voit, lorfqu'on farcle le lin au mois de Juillet.

Les petits ne tardent pas à fortir de leurs nids ; ils ne reftent dans les champs à grains d'été que jufqu'à ce qu'ils aient affez de forces pour entreprendre ce voyage : alors les vieux les conduifent dans des champs d'hiver, aux endroits où nous avons dit qu'ils avoient creufé au-deffous des racines des plantes ou des épis. Lorfque la chaleur pouffe la végé-tation par un temps fec, ils attaquent les plantes qui avoient bien fleuri & qui donnoient les plus belles efpérances ; ils vont par-deffous terre ronger les racines. C'eft à leurs dégâts qu'il faut attribuer la perte des plantes qui blanchiffent & fe gâtent dans cette faifon.

C'eft ordinairement le mâle qui con-duit les petits, regle la marche, fixe les logemens ; la mere affoiblie par une ponte prodigieufe, ne furvit guere à ce pénible travail : on la trouve morte dans le nid ou aux environs.

Le froid & l'humidité font périr les jeunes Mineurs. Dans un mois de Juin

N vj

humide, ils périssent tous ; vers le commencement d'Août il est rare qu'on en voie de petits , quand bien même le temps seroit favorable : ceux qui ont prospéré ne se distinguent plus des vieux qu'en ce qu'ils sont plus anciens. Quand la saison est seche , sur-tout en Juin, ils pullulent extraordinairement , & dévastent des champs entiers, qui rendent à peine ensuite la semence.

M. de Sutieres prétend que rien n'est meilleur pour la destruction de ces Vers, qu'une bonne culture & une bonne préparation de la semence.

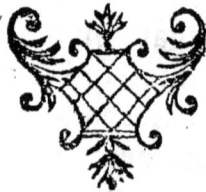

CHAPITRE XXXV.

Des Vers du bois.

On a annoncé, il y a quelques années, dans les Papiers publics de Leipsick, un moyen sûr & aisé de préserver des Vers le bois employé à la construction des édifices ; cette découverte est sûr-tout d'une grande utilité pour les pays où les maisons sont la plupart de bois. On est revenu de l'erreur où l'on étoit autrefois, que le bois duroit plus ou moins suivant qu'on l'avoit coupé dans telle & telle phase de la lune : pourvu qu'on n'abatte pas les arbres lorsqu'ils sont en seve, peu importe d'ailleurs qu'on les coupe lorsque la lune est pleine, qu'elle croît ou qu'elle décroît. Le temps où la seve est moins abondante, est depuis la mi-Janvier jusqu'à la mi-Février ; il faut choisir cette époque pour déraciner & abattre les arbres, il n'en est pas de plus favorable pour la coupe : cependant si l'hiver étoit rude, on pourroit prolonger ce temps jusqu'au commencement de Mars. Dès que le sapin, le chêne, le pin & autres bois semblables sont coupés, on ne peut trop se hâter de les mettre en œuvre ; plutôt on les emploie, plus ils sont propres à la construction, moins ils sont sujets à éprouver le ravage des Vers, & plus ils durent & se conservent dans les édifices, ainsi que dans tous les ouvrages de menuiserie. L'érable a beaucoup de pores dans lesquels la séve séjourne après qu'il a été coupé, même pendant l'hiver. Il ne faut pas l'employer tout de suite, si l'on veut que les Vers ne l'entament point. Avant d'en faire usage pour la construction des édifices, il est nécessaire de le garder & de ne pas le dépouiller de son écorce jusqu'au mois d'Avril, c'est-à-dire, six ou sept semaines depuis qu'il est coupé. Les premieres chaleurs du printemps font fermenter la séve de ce bois, & lui donnent un goût d'aigreur qui en éloigne les Vers & les empêche d'y pondre. Il est vrai que les planches que l'on en fait ensuite perdent quelque chose de leur lustre, & sont moins dures & moins blanches ; mais les ouvrages qu'on en fait n'en durent pas moins pour cela :

on préfume même avec fondement qu'ils peuvent aller au-delà de plufieurs fiecles, fans que les Vers s'y mettent. Le bois de chêne eft, comme l'érable, beaucoup fujet à être endommagé par les Vers ; mais pour qu'ils ne l'attaquent point, il ne s'agit, après qu'on l'a coupé dans le temps le plus favorable, que de bien nettoyer le bois & de le bien faire fécher, fur-tout de dépouiller de toute leur humidité les parties intérieures de l'écorce qui touchent le bois immédiatement.

M. Pingeron prétend que l'humidité qui refte dans le bois ou qui s'y introduit, eft la caufe de fa corruption. Il ne s'agit donc que de l'en ôter & d'empêcher qu'elle n'y rentre ; par ce moyen on garantit le bois de la piquure des Vers. Voici la maniere avec laquelle il dit avoir réuffi.

Je faifois, dit-il, débiter une certaine quantité de bois de noyer, qui eft le meilleur pour les modeles de machines, felon les groffeurs ou l'équarriffage dont je prévoyois avoir befoin ; j'obfervois toutefois de prendre le noyer le plus fec qu'il m'étoit poffible de trouver : j'enterrois les morceaux que j'en avois tirés dans de la cendre de farment, qui, au bout de trois ou quatre jours, en avoit épuifé toute l'humidité. J'effuyois enfuite chaque piece avec foin ; je la frottois fur le champ avec de l'huile de noix un peu tiede, & je remettois la piece dans la cendre, pour que celle-ci fe chargeât de l'huile fuperflue. Je retirois mes morceaux peu de jours après, & je les faifois employer comme à l'ordinaire. L'huile bouchoit exactement les pores du noyer, & empêchoit que l'humidité ne s'y introduisît par la fuite. Cette expérience, qui contribue à donner une belle couleur au bois & à le rendre plus flexible, a toujours fervi d'excellent préfervatif aux modeles des machines en bois de M. Pingeron.

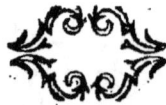

CHAPITRE XXXVI.

Des Gallinsectes.

M. Robert, qui nous a fourni le sujet de ce Chapitre, observe qu'il faut
d'abord distinguer ce qu'on prétend entendre par Gallinsectes : car si l'on prend,
dit-il, pour une espece de gale le couvi
que dépose la Punaise mere, de couleur
verte ou même rougeâtre, & qui est si
mauvais sur les branches & sur les bois
rabougris, comme le disent les Jardiniers, & sur les feuilles altérées de cet
arbre, on se trompe fort ; ce n'est rien
moins : c'est l'enveloppe des œufs de
ces Insectes qui sont déposés dans l'intérieur, & qui par la chaleur au printemps s'étend au point de devenir jusqu'à la grandeur d'une lentille rousse &
oblongue, quoiqu'elle n'eût pas celle
d'un grain de millet avant cette saison.
Si c'est tout autre Insecte dont on veut
parler, nous avouons que jusqu'à ce
jour nous n'en avons pas observé d'autres. Dans le premier cas, qui suivant

toute apparence est celui dont il est ici question, il n'y a d'autre remede que d'avoir la patience de brosser toutes les feuilles de l'arbre qui en sont chargées, comme on fait pour les orangers qui sont sujets à cette maladie.

M. Rondeaux de Setry, de la Société d'Agriculture de Rouen, ayant eu, il y a quelques années, des pêchers extrêmement maltraités par les Gallinsectes, essaya d'abord de les détruire par une lotion alkaline, extraite de la chaux vive, ce qui ne fit que les fatiguer. Il employa ensuite, avec aussi peu de succès, une saumure de sel marin : mais le vinaigre aiguisé par le sel a totalement détruit ces Insectes; M. Rondeaux avoit enduit toutes les branches avec un pinceau trempé dans cet acide. Nous préférons cependant la méthode de M. Robert, comme moins nuisible à l'arbre.

CHAPITRE XXXVII.

Des Chenilles en général.

Parmi les Inſectes qui font le plus de tort dans les jardins, les Chenilles occupent ſans contredit le premier rang. Il n'y a que fort peu de plantes qui n'en nourriſſent point, & la plupart en nourriſſent pluſieurs. Pour peu qu'on obſerve ce qu'un de ces petits animaux peut manger de feuilles en un jour, on aura lieu d'en être étonné. Les Vers-à-ſoie en ſont la plus grande preuve.

Lorſque les Chenilles ſont en grand nombre, ce qui n'arrive que trop ſouvent, elles dépouillent entiérement ou en partie de leurs feuilles les arbres & arbriſſeaux fruitiers ou d'ornement; elles attaquent même les jeunes pouſſes: elles rendent par-là leur aſpect déſagréable, nuiſent à leur accroiſſement, les empêchent de porter du fruit ou les alterent; ſouvent les arbres s'en reſſentent encore l'année d'après; quelquefois même ils périſſent.

Les Chenilles qui font le plus de tort aux arbres des jardins font 1°. la *Chenille raſe* ou *la Livrée* ; elle a ſeize pattes, eſt longue & preſque raſe : on la diſtingue par pluſieurs bandes longitudinales bleues & jaunes ; on la trouve le plus ſouvent par troupes : elle mange & détruit les arbres ſur leſquels elle s'établit, & s'accommode de preſque tous les végétaux. Le papillon de cette Chenille dépoſe ſes œufs tous enſemble autour des branches d'arbres ; les aſſemblages de ces œufs forment des anneaux réguliers qui reſſemblent à des rubans en petits grains : ils y ſont ſi nombreux, que des branches s'en trouvent quelquefois couvertes la longueur d'un pouce.

2°. La *Chenille verte de la Phalene blanche, à cul blanc.* Celle-ci eſt de toutes les Chenilles la plus commune ; elle eſt de couleur jaunâtre, & s'établit ſur preſque tous les arbres indifféremment, & ſouvent dès le printemps elle les dépouille tout entiers.

3°. La *Chenille à broſſe de la Phalene* qu'on nomme la *Patte étendue.* Celle-ci a ſeize pattes ; eſt velue, d'un jaune-verdâtre, avec quatre broſſes ou aigrettes coupées tranſverſalement, de cou-

leur jaune blanchâtre , rangées le long
du dos. Elle a de plus un long pinceau
de poils rouges posé sur la queue : elle
vit sur les arbres fruitiers.

4°. La *Chenille à brosse de la Phalene
surnommée l'Etoilée.* Celle - ci est assez
semblable à la précédente ; elle a de
même qu'elle seize pattes, est velue ; le
long de son dos est garni de brosses blanches : aux deux côtés de la tête est une
longue aigrette noire , & une sur la
queue ; les poils de ces aigrettes sont
longs , & se terminent en bouton par le
bout. Elle vit sur les arbres fruitiers.

5°. La *Chenille de la Phalene*, connue
sous le nom de *Double omega*. Cette
Chenille a seize pattes, est un peu velue & d'un bleu - ardoisé , avec trois
bandes longitudinales jaunes , une sur le
dos , & une autre sur chaque côté ; celles-ci sont plus étroites que celles du
milieu. Son corps est chargé de petits
tubercules noirs , d'où partent des poils
courts & assez gros. On la trouve sur
les arbres fruitiers, dont elle se nourrit.

6°. La *Chenille de la Phalene*, connue
sous le nom de *Queue jaune*. Cette Chenille a seize jambes garnies d'une couronné de crochets presque complette :

elle est verte, avec un rouge d'un verd plus obscur le long du dos. Elle vit sur les pommiers & autres arbres fruitiers, auxquels elle fait beaucoup de tort.

7°. La *Chenille de la Phalene nommée Lunule*. Elle a seize pattes, est presque rase, de couleur un peu jaune, marbrée & variée de taches noires irrégulières. Elle est très-commune sur le tilleul & l'orme.

8°. La *Chenille le lievre*, provenant de la Phalene qu'on nomme *le Tigre*. Elle a seize pattes; est velue, brune, chargée de dix tubercules, & court assez vîte. Elle vit sur les arbres fruitiers & sur quelques autres.

9°. La *Chenille de la Phalene* surnommée *le Minime à bandes*. Elle a seize pattes; est velue, avec des anneaux d'un noir-foncé. Elle vit sur le charme, l'orme, le groseiller & plusieurs arbres fruitiers.

10°. La *Chenille de la Phalene* qu'on nomme *le grand Paon de nuit*. Elle a seize pattes, est d'un beau verd-clair, avec des tubercules d'un beau blanc-d'émail lisses & brillans, qui donnent naissance à quelques poils : ces tubercules sont rangés au nombre de sept ou

huit autour de chaque anneau du corps.
Elle vit sur les arbres fruitiers.

11°. La *Chenille de la Phalene* qui s'appelle *le Paon moyen*. Elle a seize pattes ; est verte, avec des tubercules couleur de rose, beaucoup plus chargés de longs poils que la précédente ; ils se terminent par un bouton : elle a des anneaux fauves ou rougeâtres. Elle vit sur les arbres fruitiers.

12°. La *Chenille de la Phalene* surnommée le *Psi*. Cette Chenille a seize pattes; elle est noire & n'a que très-peu de poils : il y a sur son dos une espece de corne ou d'élévation noire ; il regne aussi le long de ce dos une bande citron, & sur les côtés plusieurs taches rougeâtres. Elle vit sur les arbres fruitiers.

13°. La *Chenille* appellée le *Cochon*, ou le *Sphinx de la vigne*. Elle est rose noire veloutée, & a une corne sur le onzieme anneau : le devant de sa tête est gros, comme renflé, & sa tête imite le groin d'un cochon. Elle vit sur la vigne & principalement sur les treilles.

Rien n'est plus ordinaire que de voir les bourgeons, les fleurs des arbres fruitiers, les boutons & les jeunes pousses ou extrémités des herbes, légumes

ou fleurs, rongés par de petites Chenilles vertes; il y a des années où leur
dégât est très-considérable sur les arbres
fruitiers, sur quelques fleurs, telles que
les juliennes. Le seul moyen de prévenir le mal que font les Chenilles, est de
les chercher avec soin pour les écraser;
quoiqu'elles soient difficiles à trouver
par leur couleur & leur petitesse, on
ne laisse pas néanmoins de les déceler,
parce qu'elles lient quelques petites feuilles & les contournent pour s'envelopper.

Telles sont la plupart des Chenilles,
dont les Jardiniers ont tout à craindre
pour les arbres fruitiers. Les feuilles des
arbres de décoration sont encore man-
gées par d'autres Chenilles; les tilleuls,
les chevrefeuilles, les jasmins, &c. portent quelquefois des marques de leur
présence. Le temps le plus précieux que
les Jardiniers doivent employer, est pour
en faire la recherche sur les arbres fruitiers; cependant on n'en fera pas moins
la recherche de leur part sur les arbres
curieux, rares & de prix, qui méritent
un soin particulier.

Les herbes potageres, les légumes,
les fleurs servent encore d'alimens à
beaucoup de Chenilles; mais le dégât
de

de celles-ci n'est pas si à redouter que celui des Chenilles des arbres, quand les plantes. desquelles elles font fort friandes font en grand nombre ; on ne risque que d'en perdre quelques-unes : mais si ce font des plantes rares & curieuses, il est beaucoup plus aisé de les débarrasser de ces Insectes. Il s'en trouve fur-tout de trois especes que le Jardinier ne peut assez détruire , s'il veut conserver fes légumes. Ces Insectes font une Chenille jaune, noire & bleue, & une autre d'un assez beau vert , avec une bande d'un blanc jaunâtre de chaque côté : elles font l'une & l'autre un tort considérable aux choux , & fe métamorphosent en un papillon blanc. Le troisieme Infecte est encore une Chenille : mais celle-ci ne fe trouve que dans la gousse des plantes légumineuses ; ce qui est cause qu'on ne peut pas la détruire.

Voyons actuellement quels font les moyens destructifs de toutes les Chenilles. On en connoît deux chez les gens de campagne : l'un est de chercher avec foin les œufs ou bagues, les toiles ou nids fur les arbres, quand leurs feuilles font tombées. On détache à cet effet les œufs des Chenilles avec un couteau de

O

bois ou d'ivoire; on enleve leurs nids;
enfin on brûle le tout. L'autre expédient
pour détruire cette race nuisible, est
d'écraser tout ce qu'on en peut rencontrer. Il n'est pas difficile de faire périr
celles qui vivent en société dans une
toile, d'autant qu'elles sont plus aisées
à découvrir: mais pour celles qui sont
solitaires, cela n'est pas si facile. Il faut
chercher les unes pendant le jour; c'est
l'heure où elles se promenent ou mangent : d'autres ne peuvent se prendre
que durant la nuit; elles habitent le jour
dans la terre, & ce n'est que pendant
la nuit qu'elles se promenent & qu'elles
vont pâturer. Il faut les chercher pour-
lors à la lanterne : pour les tuer, il faut
les écraser entre deux petites palettes
de bois, à manches d'un pied & demi
ou deux pieds. Quand un arbre est attaqué par des Chenilles qui passent le jour
dans la terre, il faut, pendant quelques
jours, mouiller les environs, & piétiner
ou labourer à environ deux pieds, pour
écraser ou empêcher de sortir celles qui
sont enterrées. Un autre moyen pour
les empêcher de monter à un arbre isolé,
est de frotter avec du saindoux, ou du
savon noir, ou quelqu'autre matiere

graffe, le pied d'un arbre à la hauteur
d'un demi - pied. On peut encore s'en
fervir pour les arbres en efpalier, en
frottant le bas du mur à la même hauteur. Si les Chenilles qu'on a à détruire
paffent la nuit fur les arbres, & y font
folitaires, fans être enfermées dans des
toiles, on peut les fecouer le matin au
lever du foleil. Tandis que la fraîcheur
tient encore ces Chenilles engourdies,
il en tombe pour-lors beaucoup, qu'on
peut par - là facilement tuer : mais ce
moyen ne convient que pour les arbres
en plein vent.

Dans la plupart des Livres économiques, on confeille de jetter fur les végétaux de la poudre, ou une forte décoction, ou fimplement une infufion de
tabac, d'abfynthe, de coloquinte, de
tanaifie, de gentiane, de la fuie de cheminée, une eau de chaux vive, une
diffolution de favon blanc ou noir, des
huiles, de l'effence de térébenthine; mais
toutes ces fortes de drogues ont leur
inconvénient : l'huile fait périr les végétaux, & empêche la tranfpiration ;
les autres matieres faliffent les feuilles
& les fruits mûrs; la plupart leur com-
muniquent un goût & une odeur défa-

gréables. D'ailleurs, il n'est pas aussi facile qu'on pense d'avoir recours à ces
expédiens.

Pour écarter des choux les Chenilles,
bien des propriétaires ont eu recours au
chanvre; mais cet expédient n'a pas eu
tout le succès qu'ils s'en promettoient,
ou du moins n'a-t-il pas réussi par-tout.
Un Econome zélé pour le bien public,
a donné sur cet objet non-seulement ses
propres essais, mais encore des essais
de quelques propriétaires intelligens.
M. Oloff Sordes, Géometre Suédois, est
l'Econome dont nous parlons. Il a voulu
essayer si le chanvre a la vertu de détruire les Chenilles & leurs œufs, lorsqu'on en seme tout-autour d'un champ.
Il a fait l'expérience pendant deux années consécutives : la premiere, les Chenilles furent dévorées par des pinsons
ou autres oiseaux, qui se nourrissent volontiers des grains de chanvre. Le chanvre les attira; & comme ils trouverent
des Chenilles sur les choux, ils en firent leur nourriture. L'année suivante,
M. Oloff Sordes planta des choux dans
le même champ, & n'y sema point de
chanvre. Les oiseaux revinrent comme
ils avoient fait l'année précédente, &

les Chenilles qui rongerent les choux furent bientôt dévorées : d'où il résulte que le chanvre n'a point la propriété de détruire ces Insectes ni leurs œufs.

Un moyen qu'on dit très-simple, & qui réussit, à ce qu'on prétend, pour détruire les Chenilles, est de prendre trois douzaines d'écrevisses ou environ, de les jetter dans un vase propre à contenir une voie d'eau de Paris, c'est-à-dire, deux seaux, de les y laisser pendant cinq ou six jours : ce temps sera suffisant pour les faire mourir & corrompre l'eau. On prend pour-lors un asperfoir, & on jette de cette eau sur les plantes infectées de Chenilles.

M. Voussenes, habitant de Brest, indique une autre méthode pour la destruction de ces Insectes. Il faut prendre, dit-il, de vieux chiffons de linge ou de coton ; ce dernier est préférable : on corde cette bande, que l'on trempe dans du soufre fondu ; on en fait des mêches que l'on place au bout d'une perche fendue. On fait encore un grand cornet composé de plusieurs feuilles de papier fort en forme d'entonnoir, & que l'on met également au bout d'une autre perche : on allume ensuite la mêche de soufre que l'on porte doucement au-dessous du Chenillier ; le feu & la fumée tuent la plus grande partie des Chenilles ; & celles qui résistent, se laissent couler par le moyen de leur fil, tombent dans le cornet, où il est facile de les détruire.

Cette méthode a, dit-on, parfaitement réussi : mais il faut l'employer au printemps, avant que les feuilles soient bien développées, & sur-tout le matin, qui est le moment où les Chenilles se rassemblent.

Personne n'ignore que la Chenille du pommier, de même que celle du mûrier, après s'être formé une coque, reste immobile sous la forme de chrysalide, pendant environ dix jours, avant la fin du mois de Juin. Enlever, détruire la coque de la Chenille, ou plutôt l'assemblage qui s'en trouve formé sur les pommiers, c'est détruire des chrysalides, c'est prévenir le développement & l'effort du papillon, la ponte des œufs & la génération annuelle des Chenilles. Ainsi, pour exterminer sûrement ces Insectes, il faut attendre leur premiere métamorphose ; il faut les saisir lorsqu'ils sont sans mouvement & sans défense, ou muets dans leurs coques ;

on prend, on enleve avec facilité ces coques qui se trouvent pour l'ordinaire sur les grosses branches des pommiers, ou à la bifurcation de leurs troncs. On les dépose dans des paniers pour les brûler ou les enfouir en terre.

On propose encore un autre moyen pour détruire les Chenilles ; c'est d'exterminer les papillons : mais comment s'y prendre ? voici ce qu'on a à faire. Qu'on mette dans divers endroits des jardins des plats de terre vernissés ou de faïance, & qu'on forme sur ces plats une couronne avec des baguettes pliées en forme de demi-cercle ; qu'on entrelasse diverses fleurs dans cette couronne, & qu'on enduise tous les jours de glu ces baguettes & ces fleurs : les papillons viendront s'y prendre en grand nombre ; & en se débattant, ils en attireront de nouveaux. Lorsqu'il s'en trouve une assez grande quantité, on les écrase, ayant pourtant soin d'en laisser deux ou trois pour attirer les autres. Dans peu de temps ces Insectes deviendront fort rares. On se sert de plats de terre vernissés ou de faïance, pour que la glu ne soit pas perdue lorsqu'elle vient à couler.

L'Araignée de terre produit aussi des

Chenilles : elle eft avide du miel des fleurs, endommage les fruits. Pour détruire cet Infecte, on devroit d'abord fe munir des cifeaux dont fe fervent les Jardiniers d'Amiens. Ces cifeaux font emmanchés avec des bâtons d'une hauteur proportionnée à celle des branches qu'on veut couper ; leur premiere lame a le bout un peu plus recourbé qu'une ferpette ; fon manche eft creux. On y fiche la perche, & l'on paffe enfuite une cheville à travers les trous de ce manche, afin de rendre les cifeaux plus folides. La feconde branche, dont la lame eft un peu plus large que la queue, s'ouvre & tombe perpendiculairement : à la queue de cette lame on attache une corde ou un fil de fer qui la tire avec force, & la fait jouer contre la lame crochue, pour couper net des branches plus groffes que le pouce. Les crochets dont on fe fert à Paris & dans les Provinces, brifent les branches & les font périr. D'ailleurs, en fecouant l'arbre, elles font tomber les Chenilles des branches fupérieures fur les inférieures.

Il faudroit en fecond lieu balayer & nettoyer, pendant l'hiver ou au commencement du printemps, les angles,

les fenêtres, &c. des maisons, les murs
& les treillages des jardins, pour en faire
tomber tout ce qui peut s'y trouver de
pelotons de soie & de bourses d'Araignées.

Une troisieme précaution, qu'il est fort
à propos de prendre, consiste à laver de
temps en temps les pieds des arbres avec
de l'eau dans laquelle on aura mis des cendres ou de la suie. Quand on trouve des
nids de Chenilles dans les fourchures &
les grosses branches, il faut écraser ces
nids, ainsi qu'il a été dit ci-dessus, &
laver ensuite l'endroit où ils étoient
placés.

Enfin, quand les arbres sont en fleurs,
on met sous chacun d'eux des réchauds,
où l'on brûle la fiente de vache. Cette
fumée éloigne les Mouches, Araignées,
Chenilles, &c., & les empêche de nuire
aux fruits. L'utilité de cette fumigation
est connue. Il est très-rare que ceux qui,
étant ainsi parfumés, tirent le miel des
ruches, soient piqués par les Abeilles.
Non-seulement cette fumée délivre des
Insectes les arbres fruitiers, mais elle
sert à les préserver, sur-tout la vigne,
des gelées qui arrivent au commencement du printemps.

M. Charles-Jean Cronstedt, possesseur
d'un beau domaine à Falrou en Westma-
nie, a employé l'expédient que nous
allons décrire, pour préserver ses arbres fruitiers des ravages des Chenilles.
L'Académie Royale des Sciences & Arts
de Suede a rendu compte de ce procédé, qui, s'il n'a pas le mérite absolu
de la nouveauté, donne néanmoins
de nouvelles lumieres par les observations qui en accompagnent l'épreuve.
M. Cronstedt a été en partie guidé par
la réponse de M. le Professeur Bergmann,
au problême plusieurs fois proposé relativement à la destruction des Chenilles
les plus nuisibles aux arbres fruitiers.
Dans cet écrit, M. Bergmann remarque
que la *Phalæna brumalis* est l'espece de
Chenilles la plus productive; que la femelle ne vole point; que le mâle ne
l'emporte pas lorsqu'ils s'accouplent, &c.
M. Cronstedt nous rapporte lui-même
ses observations & ses expériences par-
ticulieres.

Le 16 Septembre, je fis lier, dit
M. Cronstedt, aux troncs de mes arbres
des paquets d'écorce de la largeur de
la main, avec du fil à coudre les voiles:
je plaçai ces paquets, les uns plus haut,

les autres plus bas, selon que les troncs étoient unis ou raboteux. S'ils étoient trop inégaux, on arrachoit l'écorce au-dessous de la couronne des branches. Les ouvertures qui pouvoient rester sous les écorces furent soigneusement bouchées avec de la mousse, pour que les Phalenes ne trouvassent aucun passage. Cette opération fut faite sur cinq cents quatre-vingt-dix-sept arbres fruitiers de toute espece.

Le jour suivant, je fis mettre tout autour de la bande, ou plutôt du bandage d'écorce, l'épaisseur de deux doigts de cambouis, que j'eus soin de faire entretenir toujours bien gluant. Les premiers jours il sécha plus vîte; mais ensuite, à peine eut-on besoin de le rafraîchir de trois en trois jours.

Dès le 23, j'apperçus des Chenilles dans le cambouis. Ce jour-là on prit trois femelles de la grosse Phalene brumale que M. de Linnée nomme *Phalena de-foliaria*. M. Cronstedt donne ensuite le journal de sa chasse, & le nombre de ces animaux, tant mâles que femelles, pris depuis le 23 Septembre jusqu'au 6 Novembre. Il ne nous a pas paru néces-saire de le copier. Nous dirons seule-

ment que depuis le 25 Septembre juſqu'au 11 Octobre, on prit d'un jour
à l'autre, ou de deux en deux jours,
les femelles par milliers.

Ce fut le 2 Octobre que les mâles
commencerent à paroître. Du 2 au 11,
leur nombre alla en augmentant pendant ces dix jours : il y en eut au moins
trois cents pris chaque jour. Les femelles diſparurent tout à-fait le 25 Octobre : pendant les cinq jours précé-
dens, on n'en prit qu'un petit nombre ;
il en reſta dans le cambouis plus de ſix
mille. On compte que chaque femelle
pond plus de deux cents cinquante œufs :
ainſi le nombre de celles qu'on a priſes
auroit produit une génération de ſept
millions de Chenilles pour l'année ſuivante. C'eſt ſur-tout pendant la nuit
qu'elles font leurs dégâts : mais on voit
auſſi le jour des femelles qui grimpent
le long des arbres ; les mâles ne volent
que de nuit. Il eſt vrai que les Guêpes
en dévorent une quantité prodigieuſe ;
mais le mal qu'elles font elles-mêmes
n'eſt pas compenſé par ce ſervice. Les
mâles ſe prennent par les aîles, & reſtent
ſur le dos, les pattes en avant. On les
enleve, pour que les femelles ne paſſent

pas fur leurs aîles qui prennent beaucoup de place.

Le 22 Novembre, il parut deux autres fortes de Chenilles, toutes deux vertes & de grandeur égale ; mais on avoit ôté les écorces & le cambouis. Ce fera la matiere de nouvelles obfervations.

M. Cronftedt invite les Naturaliftes & les Economes à répandre le plus de lumiere qu'il leur fera poffible fur l'hiftoire naturelle de ces Infectes, qu'on ne peut parvenir à détruire qu'au moyen d'une connoiffance parfaite de leur marche, de leur nature, de leurs révolutions animales, &c. Nous ne pouvons mieux finir ce Chapitre, qu'en rapportant la méthode qu'a employée M. Nicolas, Démonftrateur en Chymie de la Faculté de Médecine de Nancy, pour détruire les Chenilles proceffionnaires.

Indépendamment du caractere malfaifant de ces Chenilles, elles fe trouvoient en 1779 en fi grande quantité fur les arbres des promenades publiques des environs de Nancy, qu'il étoit à craindre que venant à périr tout-à-coup, foit à défaut de nourriture, ou par des pluies continuelles, ou quelqu'autre intempérie des faifons , elles ne portaffent dans

l'air une corruption capable d'occasionner une maladie épidémique, analogue à
la peste. La quantité de ces Insectes étoit
si prodigieuse, que seize hommes employés à leur destruction en firent périr
dans un jour ce qu'à peine pouvoient
contenir quatre tombereaux.

« Ayant remarqué, dit M. Nicolas,
» que ces Chenilles au lever du soleil
» descendoient des arbres & restoient
» immobiles sur les troncs, ou se reti-
» roient dans des especes de nids peu
» élevés, j'imaginai un moyen de les
» détruire assez facilement, & sans ex-
» poser les ouvriers à aucun danger. Je
» fis préparer une poudre combustible,
» dans la composition de laquelle le sou-
» fre entroit pour les trois quarts, le
» nitre & les plantes émollientes pour
» l'autre quart. Ayant fait étendre de la
» paille autour des arbres attaqués par
» les Insectes, j'y fis jetter de cette pou-
» dre ; après quoi on y mit le feu. La
» flamme vive & la paille jointe à l'acide
» sulfureux volatil émané du soufre en
» combustion, faisoit tomber toutes ces
» Chenilles dans le feu, où elles per-
» doient bientôt la vie. Tandis que ce
» petit feu étoit en action, un homme,

» avec un balai à long manche , avoit
» le soin de détacher tous les anciens
» nids & les vieilles dépouilles de ces
» Insectes pour les faire brûler ; après
» quoi, on faisoit un trou au pied de
» chaque arbre dans lequel on enterroit
» ces cadavres à demi-brûlés.

» Quelques jours de pluie étant sur-
» venus, nous fûmes obligés de suspen-
» dre nos travaux. Nous ne les reprîmes
» que le 10 Juillet ; mais nous ne vîmes
» plus alors de Chenilles plaquées sur
» les troncs des arbres : les unes s'étoient
» retirées dans des especes de poches ou
» de nids pour se métamorphoser ; d'au-
» tres, pour remplir les mêmes vues,
» s'étoient réfugiées sous la mousse ; en-
» fin nous en trouvâmes un grand nom-
» bre qui s'étoient changées en chrysa-
» lides sous terre à un pouce de pro-
» fondeur. Je fis découvrir le pied des
» arbres avec une ratissoir, afin de dé-
» terrer tous les nids de ces Insectes.
» Je fis jetter de la poudre combustible
» pardessus ; puis , après les avoir fait
» couvrir de paille, j'y fis mettre le
» feu ; ensuite on balaya avec soin toutes
» les especes de poches ou nids dont

» j'ai parlé, afin de les faire brûler. S'il
» s'en trouvoit sur quelques arbres hors
» de la portée du balai, j'y faisois mon-
» ter pour les détacher.

» Seize hommes ne furent employés
» qu'onze jours à la destruction des Che-
» nilles qui infestoient tous les arbres de
» deux futaies claires contenant environ
» quatre cents arpens; ce qui fait voir
» que l'exécution de ce travail est moins
» longue & moins dispendieuse qu'on ne
» le croiroit d'abord. Il seroit bien à de-
» sirer que les propriétaires des bois,
» dont les arbres placés sur des lisieres
» ont été exposés à la voracité de ces In-
» sectes, employassent le moyen que je
» propose pour les détruire : on pourroit
» pour-lors parvenir à se délivrer entié-
» rement de cet Insecte dangereux.

» Ayant observé que les vapeurs de
» soufre que je faisois brûler au pied des
» arbres s'élevoient assez pour atteindre
» aux premieres branches, de dessus les-
» quelles elles faisoient tomber des In-
» sectes de toute espece, j'ai pensé, con-
» tinue M. Nicolas, qu'en dirigeant plus
» immédiatement ces vapeurs sur nos ar-
» bres fruitiers, on parviendroit à les

» débarrasser de tous ces Infectes ron-
» geurs ; ce qui a parfaitement réussi de
» la maniere suivante.

» J'ai fait fondre sur un feu doux huit
» livres de soufre dans une bassine de
» fer, avec deux livres de nitre en pou-
» dre & autant de poix-résine. Quand
» la matiere a été bien liquéfiée, j'y ai
» fait tremper deux morceaux de filets
» de pêcheur, que je retirois aussi-tôt
» pour en substituer d'autres, jusqu'à ce
» que toute la matiere fût employée.
» J'imaginai ensuite une machine pour
» faire des fumigations : c'est une espece
» de petit réchaud que l'on peut porter
» au bout d'un bâton, à la maniere des
» anciens falots ou lanternes des Ro-
» mains. Ce réchaud est de tôle ; il a
» une forme cylindrique : son fond est
» terminé en demi-sphere ; il porte dix
» pouces de hauteur sur sept & demi de
» diametre. A quatre pouces de son
» fond est une grille qui ne doit être
» assujettie que par trois petits morceaux
» de fer, de façon qu'on puisse l'enlever
» à volonté, lorsqu'on veut ôter les cen-
» dres ou nettoyer le réchaud. A un
» pouce au-dessous de cette grille, il y

» a six trous d'un demi-pouce de dia-
» metre, distribués également autour du
» réchaud. Ces trous servent de passage
» à l'air, afin de donner plus d'activité
» au feu, & de déterminer les vapeurs
» à s'élever. Environ à deux pouces au-
» dessus de cette même grille, de cha-
» que côté du réchaud, se trouve un
» boulon de fer d'un pouce de lon-
» gueur. Ces boulons sont destinés à
» servir d'axe à la machine; au moyen
» de quoi, elle peut être suspendue avec
» beaucoup de mobilité par une espece
» de fourche de fer, ayant une douille
» pour pouvoir y ajouter un manche à
» l'extrémité des deux branches récour-
» bées en anneau pour recevoir les deux
» bouchons. Quelqu'inclinaison qu'on
» donne à ce réchaud ainsi suspendu en
» le portant, il ne s'écartera jamais de
» la ligne verticale; ce qui le rend d'un
» usage assez commode.

» Quand on veut se servir de cette
» machine, on jette quelques charbons
» allumés sur le gril; puis on met par-
» dessus du filet imprégné de matiere
» combustible, suivant la méthode in-
» diquée plus haut; ce qui produira beau-

» coup de vapeurs. A l'aide d'un long
» manche ajusté à la douille de ce ré-
» chaud, on peut le porter sous toutes
» les branches des arbres exposés à la
» voracité des Insectes. Les vapeurs sul-
» fureuses les étourdiront bientôt, & les
» feront tomber à terre. Il sera pour-
» lors facile de les faire périr en les
» écrasant ».

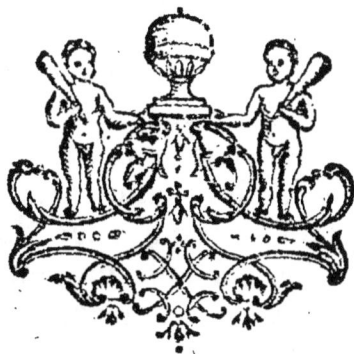

CHAPITRE XXXII.

Des Insectes en général.

ON pourroit faire une infinité d'observations sur les Insectes : mais, comme
notre but principal est de s'en garantir,
nous laisserons ce soin aux Physiciens
& aux Naturalistes. Nous rapporterons
seulement les différens moyens que ces
animaux emploient pour se mettre à
couvert de l'hiver.

1°. Les Insectes restent tout l'hiver
sans aucun mouvement ; de sorte que si
on les jette hors des lieux où ils s'étoient
cachés dans l'arriere-saison, ils n'ont pas
la force de s'y transporter derechef :
mais si on les échauffe un peu, ils reprennent leurs mouvemens, & ils n'ont
point de repos, qu'ils n'aient trouvé
quelque lieu où ils puissent se mettre en
sûreté, ou que le froid de l'air ayant
durci de nouveau leurs corps, ne les
empêche de se mouvoir. Cette cessation
de mouvement ou ce repos n'est pas
commun à tous les Insectes : car les
Abeilles ouvrent & ferment les portes

de leur maifon pendant l'hiver, & le plus grand froid ne les empêche pas même d'aller chercher des alimens à leurs petits qu'ils élevent dans cette faifon ; c'eft pour cela que nous voyons leurs petits au commencement du printemps, ce qui a fait dire à ceux qui les gardent, que les petits des Abeilles paroiffent en même temps que les Hirondelles.

2°. Ils demeurent en forme de vers non-feulement deffus ou deffous la terre, dans les creux des arbres, entre les feuilles qui font attachées enfemble & dans les fruits, mais même dans l'eau, fous laquelle on les trouve fouvent gelés & fans aucun mouvement. Mais, ce qu'il y a de furprenant, c'eft que ces Infectes font d'une conftitution bien plus forte lorfqu'ils n'ont que la forme de vers, qu'après leur changement, & lorfqu'ils font devenus propres à la génération : c'eft pour cela que le Ver aquatique, dont la Mouche éphémere s'engendre, eft fi vigoureux, qu'après avoir été tranf-percé d'une épingle, il ne laiffe pas de refter encore en vie quelques jours; au lieu qu'après fon changement, fans avoir reçu aucune bleffure, il ne peut pas feu-ment vivre vingt-quatre heures.

3°. Lorsque ces Insectes ne peuvent pas trouver de lieu qui s'accorde à leur constitution naturelle , quelque force qu'ils aient, ils ne laissent pas de mourir promptement : c'est ce que nous voyons arriver aux Vers qui se trouvent dans les noisettes ; car , à moins de les garder dans du sable humide, où ils se cachent pendant l'hiver , ils meurent non-seulement peu de temps après, mais en une seule nuit. Ils se durcissent & se sechent tellement dans l'air, qu'on peut facilement les réduire en poussiere. Il arrive la même chose aux Vers qu'on trouve sur les feuilles : mais ils ne font point de trou en terre ; ils filent seulement un certain tissu qui leur sert d'enveloppe & les défend de la rigueur du froid.

4°. Il y en a qui subsistent dans l'eau même, où ils restent trois mois entiers sans prendre aucun aliment : de-là vient aussi qu'ils ne rejettent aucun excrément , parce que ne prenant point de nourriture , il ne peut leur rester aucune superfluité.

5°. Enfin ces petits animaux demeurent renfermés dans leurs œufs, dans lesquels ils retiennent la forme de nymphe.

On remarque quelquefois sur les Brebis des Insectes qui en rongent la peau. Pour les détruire , prenez une once de la poudre de racine d'Erable ; faites-la bouillir dans une chopine d'eau ; passez la décoction ; & quand elle sera froide , lavez-en les bêtes à laine aux endroits que vous soupçonnez , où dans lesquels vous appercevrez des Insectes.

Un Particulier de Londres a prétendu depuis peu , & cela n'est pas nouveau, qu'un moyen sûr d'exterminer les Insectes qui se trouvent sur les arbres, est de faire une infusion de tabac , avec laquelle , lorsqu'elle est refroidie & passée au tamis, il suffit d'arroser les branches.

Pour éloigner d'un champ certains Insectes , on ramasse toutes sortes d'herbes sauvages des haies, des palissades , &c, & on les mêle avec de la paille. On place le tout en tas au bord du champ contre le vent : on y met le feu ; & la fumée poussée par le vent se répand sur la terre. Il faut observer que les herbes ne soient foncées qu'autant qu'il est nécessaire pour qu'elles n'étouffent pas la flamme dont la fumée doit produire l'effet attendu. Les Insectes s'enfuient aussi-tôt, & les plantes sont sauvées.

Un Cultivateur Anglois a fait publier le procédé suivant, dans la vue de prévenir les ravages que les Mouches & autres Insectes causent aux grains. Lorsque les épis de froment commencent à pousser, faites prendre de grand matin, la rosée étant encore sur les plantes, à deux hommes deux bottes de grosses branches de sureau avec leurs feuilles. Ces deux hommes feront passer chacun sa botte sur les grains jusqu'au bout de chaque sillon. Ils se mettront, pour faire cette opération, vis-à-vis l'un de l'autre, & à une telle distance, que les deux bottes se rencontrent à leurs extrémités. Ils continueront ainsi, jusqu'à ce qu'ils aient parcouru tout le champ en allant & en revenant. Par ce moyen, les deux côtés des épis se trouveront balayés par les bottes de sureau, & en retiendront l'odeur & le goût âcre; ce qui pourra empêcher les Mouches & autres Insectes de s'attacher aux grains.

Pour garantir les Bœufs de l'importunité des Mouches, on se sert de l'onction suivante que l'on fait autour des
yeux

des yeux de l'animal, & des autres endroits où elles l'inquietent davantage.
Vous prendrez de l'aloës hépatique, de
la coloquinte, du fiel de bœuf, de la
rhue & de l'encens ; vous ferez bouillir
le tout ensemble dans un peu d'huile &
de vinaigre. Lorsque vous présumerez
que cette espece d'électuaire ou d'onguent sera cuit, coulez-le & conservez-
le pour le besoin ; vous en verrez, dit-
on, les effets merveilleux.

Lorsqu'on veut faire périr les Insectes
qui sont sur les arbres, on commence
par remplir un petit réchaud de charbon
bien allumé, & on le présente sous les
branches infectées d'Insectes ; on y jette
plusieurs pincées de soufre en poudre :
la vapeur qui s'en éleve & qui leur est
mortelle, les fait périr tous, & même
par la suite il n'en vient aucun s'attacher
à ces arbres, du moins à ce qu'on prétend.

Les Guêpes qui mangent les fruits,
se prennent facilement dans des fioles
pleines d'eau & de miel qu'on renou-
velle souvent.

Si on veut garantir les plantes tendres & naissantes, telles que les choux,
les choux-fleurs, les cardons, les girof-

P

flées, d'un petit Insecte qui se nomme
dans quelques pays *Lisette*, il faut faire
lever les semences dans de petits pots,
même dans ceux de basilic; on les enfouit en terre à une exposition où
l'animal ne va pas, le long d'un espalier, par exemple au levant. Lorsque la
plante est assez forte, on met la motte
en pleine terre, sans la châtrer ni la
briser. Les mêmes graines ne doivent
point être semées sur un vieux labour,
la superficie de la terre étant pleine de
ces animaux ou de leurs œufs. Remuer
la terre, c'est un moyen sûr d'en détruire beaucoup, ainsi que les mauvaises
herbes & leurs semences.

Quand le raisin commence à noircir,
le même Insecte le fend & ravage les
vignobles. Le tort qu'il fait au pêcher,
c'est de l'obliger à produire un nouveau
bourgeon à la place de celui qu'il a
coupé. Après avoir secoué la plante ou
la branche qu'il occupe, on l'écrase.

Pour détruire les Vers qui gâtent les
grains dans les greniers, un Econome
de Boheme n'emploie autre chose qu'une
dissolution de vitriol dont il arrose le
bled infecté, le plancher & les murs:
aussi un Médecin de Lorraine, après

avoir observé que les couvertures teintes en verd de Saxe , formé d'indigo & d'huile de vitriol , ne plaisoient pas aux Puces , employoit-il avec succès contre les Punaises le vitriol de Chypre dissous de même dans l'eau.

F I N.

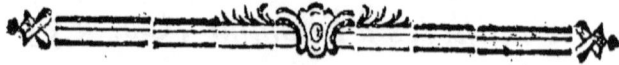

TABLE

DES CHAPITRES.

Fin de la Table.

APPROBATION.

J'AI lu, par ordre de Monseigneur le Garde des Sceaux, un Manuscrit qui a pour titre : *Histoire des Insectes nuisibles à l'Homme, aux Bestiaux, &c.* Cet Ouvrage ne contient rien qui doive en empêcher l'impression. Fait à Paris, ce 25 Avril 1781.

LEBEGUE DE PRESLE.

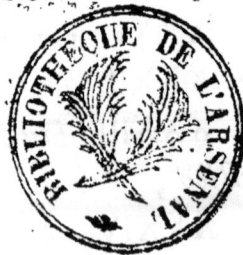